ベテランナースが教える

信頼される「心遣い・マナー・コミュニケーション」

不安がふきとぶ！
訪問看護の知恵袋

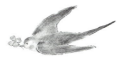

編 著
しずおか訪問看護認定看護師の会

こんなときどうする？
在宅ならではの
Good & Bad

MCメディカ出版

✤✦ はじめに ✦✤

　看護職が働く場所は、病院やクリニックなどの施設内にとどまらず、地域に拡大しています。そのなかで訪問看護師は、在宅で療養している本人（以下、利用者）・家族の力を引き出し、暮らしを継続していくうえで、身近で大きな影響力をもつ医療職です。

　私たちは、訪問看護をとても楽しく、やりがいのある仕事だと思っています。でも、訪問看護を始めたばかりの人にとっては、とまどいがたくさんあることも知っています。私たち自身も、訪問看護を始めたころには壁にぶつかることもありました。今でも日々とまどいながら、成功や失敗など多くの経験を重ねています。

　その経験から、看護師が身につけておきたい、在宅ならではのマナーや心遣い、知恵、現場ならではのエピソードをまとめました。

　教科書には載っていない、お助け知恵袋です。

　この本は、今まさに悩んでいる訪問看護師、これから訪問看護を始める看護師、訪問看護実習に出る学生のみなさんに読んでほしいと思っています。安心して利用者さん・ご家族に対応できるように、対人スキルに関する「知恵」と訪問看護の「面白さ、魅力」をお届けします。

2019年1月
しずおか訪問看護認定看護師の会

･･･ この本を手に取った方へ ･･･

　訪問看護の対象となる利用者さんやご家族は十人十色で、驚くような生活環境のご家庭もあります。暮らしの場に立ち入る訪問看護は、利用者さんやご家族との信頼関係を作ることから始まります。また、訪問先や地域のなかで様々な方と接するので、社会人として、看護師として、地域のケアチームの一員として、幅広い視点も必要です。

　訪問看護師は利用者さんやご家族と、そして連携する多職種のケアチームのみなさんと、個別性を大切にした信頼関係を作っていくために、身だしなみや言葉遣い、ケアの場面での配慮などたくさんの心遣いをしています。

　そこで、泣いて笑ってたくさんの経験をしてきた訪問看護認定看護師たちが"在宅ならではのとまどい"などに目を向け、"こんなときどうする？""こんなときどうした？"をまとめました。

◆ この本の使い方

- **項目ごとのチェックリスト**：ご自身を振り返ったり、日々の活動で気を付けたいことを確認してみたりしてください。
- **Good事例、Bad事例**：実際にあった事例をご紹介しています。どうしてGoodなのか、Badなのかを考えてみてください。
- **ベテランの一言**：執筆者たちのたくさんの経験に基づいた現場ならではのアドバイスや一言です。
- **○○をチェック！**：ご自身の施設ならではのルールや確認したいことを記入してみてください（例を記入しています）。
- **column、episode、こんなこともありました**：columnでは、日々の活動に少し役立ちそうなよもやま話、episodeでは、執筆者たちの体験談、こんなこともありましたでは、それこそ「こんなこともあるんだ」といった事柄をご紹介しています。
- **あなたが作るコーナー**：ご自身の振り返りや思いを自由に記入してみてください。

ベテランナースが教える
信頼される「心遣い・マナー・コミュニケーション」
不安がふきとぶ！
訪問看護の知恵袋

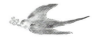

❀	はじめに………………………………………………	3
❀	この本を手に取った方へ…………………………	4
1	身だしなみ……………………………………	8
2	訪問時・退去時のマナー……………………	11
3	訪問看護にとっての時間管理………………	20
4	話しかた………………………………………	24
5	聴きかた………………………………………	30
6	電話への対応…………………………………	34
7	緊急電話への対応……………………………	38
8	利用者と家族の呼びかた……………………	44
9	金品は受け取りません………………………	46
10	在宅で処置をする際の配慮…………………	48
11	利用者・家族へのアドバイスのしかた……	50
12	秘密の保持……………………………………	56
13	利用者・家族の訴えへの対応………………	58
14	暴力やハラスメントを受けた場合…………	60

| 15 | 生活の場で看護を提供するということ……………… 62
| 16 | 訪問看護の暑さ・寒さ対策あれこれ……………… 66
| 17 | 看看連携について……………………………………… 70
| 18 | 医師との連携について………………………………… 72
| 19 | 多職種連携について…………………………………… 76
| 20 | 小児へのかかわりかた………………………………… 78
| 21 | 精神障害の利用者への配慮…………………………… 80
| 22 | 人生の最終段階にある方や家族とのかかわり…… 82
| 23 | 亡くなられた利用者家族へのかかわり…………… 86
| ❋ | あなたが作るコーナー………………………………… 89

❋ おわりに……………………………………………………… 92

❋ 執筆者一覧………………………………………………… 93

column 日々の活動に役立つよもやま話

話がなかなか終わらないときは……………………………… 19
ケア時間が不思議とピッタリに……………………………… 20
季節を届ける訪問看護………………………………………… 29
「大丈夫ですか？」の使いかたに要注意…………………… 31
あいづちの打ちかたを意識していますか？………………… 31

緊急対応への満足度は？	39
ご家族の呼びかたにも注意を	45
物が散乱し、足の踏み場もないような居室では	52
ご家族に緊急で連絡をとりたい場合	57
雪や猛暑への対策と自分自身の健康管理	67
相互研修はお互いを知るチャンス	71
この事例、どう思いますか？	84

episode　執筆者たちの体験談

チークダンス	23
「おじいちゃんだっこちて！」	32
「息子さん、出番ですよ！」	33
とんかつ	42
ケアを通して笑顔が生まれる	43
本人の思いを第一に 　―3名のALSの方の意思決定支援より―	55
「家に帰りたい」を支える力	68
私の父のこと	69
「ぶっつけ本番になるだらなあ」	75
「あーちゃん、これからもいっしょだね！！」	88

1. 身だしなみ

　身だしなみはマナーの基本です。あなたなら、どんな訪問看護師に来てほしいですか？

清潔感を大切に！

化粧
- ☑ 顔色が良く見えるように化粧はしましょう
- ☑ 口唇・眉毛など、健康的に見えますか？
- ☑ 化粧は派手ではないですか？
- ☑ 男性はひげの手入れをしていますか？

アクセサリーや時計
- ☑ ケア中に邪魔にならないものですか？

＊ケアのときに利用者さんを傷つける可能性があります。衛生面にも注意が必要です。
＊不快に思われないものにしましょう。

爪
- ☑ 爪は短く切っていますか？
- ☑ 爪を守るためのマニキュアは派手ではないですか？

ユニフォーム
- ☑ サイズは合っていますか？
- ☑ 色落ち、しわ、汚れ、ほつれはありませんか？
- ☑ 靴下は汚れていませんか？

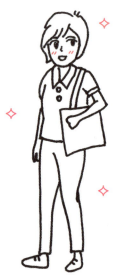

髪の毛
- ☑ 長い髪はまとめていますか？
- ☑ 下を向いたときに顔にかかりませんか？
- ☑ 寝癖はないですか？
- ☑ すっきりした髪型ですか？
- ☑ フケや抜け毛はないですか？
- ☑ ヘアカラーは派手ではないですか？

訪問バッグ・靴
- ☑ 汚れていませんか？
- ☑ みすぼらしくはありませんか？

1. 身だしなみ

 ユニフォームのないステーションのスタッフがジーンズで訪問したところ、「なんだか遊びに来たみたいだね」と渋い顔をされた。
❶ジーンズは、年配者から見ると作業着、普段着のイメージがあるので、避けましょう。

 胸元の開いたシャツを着ていたら、60代の息子さんに「もっと開けて着ればいいじゃん」とニヤニヤしながら言われた。
❶胸元の開いたシャツ、肌の露出が多いハーフパンツ、下着が透けるようなシャツやパンツなどは適切ではありません。

手指の手入れを！

☑ 訪問看護の提供前後には、手を洗いましょう。
☑ 手指は保湿剤などで保護、手入れしましょう。
☑ 爪を守るためにマニキュアをしてもよいでしょう。色のないものや肌色に近いものを選びます。
☑ 手洗いが無理なときは、速乾性擦式手指消毒剤を使用しましょう。

訪問看護師の手

　利用者さんやご家族は、訪問看護師の手からいろいろなことを感じるものです。バイタル測定をする手が冷たいことでびっくりされたり、逆に「温かいね」とホッとされる方もいます。手の温度管理は大切です。
　また、利用者さんやご家族は処置をする手の動きに安心したり、不安を感じることもあります。看護師の手が荒れてガサガサしていて、利用者さんから「痛い」と声を出されたこともあります。
　ケアをする看護師の手は、看護の心を届ける大切な道具です。

あなたの施設の決まりごとをチェック！（記入しましょう）

☐ ユニフォームの洗濯は…　　☐ 名札は…
☐ 　　　　　　　　　　　　　☐

においもチェック！

- ☑ ヘアケア用品のにおいは、きつすぎませんか？
- ☑ 制汗剤のにおいは、きつすぎませんか？
- ☑ 口臭、体臭、汗のにおいを気にしていますか？
- ☑ 衣類の柔軟剤のにおいは、きつすぎませんか？

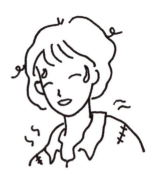

服装は安全性も大切！

- ☑ ケア時、利用者さんを傷つけそうなもの（胸ポケットのペン、着衣のファスナー、名札など）を身につけていませんか？
- ☑ 靴は、つま先・踵のあるものをはきます（防災目的）。
- ☑ 靴の紐がほどけていませんか？ ほどけたり、長すぎると引っかかります。

香りが利用者さんに不快感を与えることも

誰が通ったのかわかるほど、最近の柔軟剤には香りの強いものがあります。利用者さんによっては香りに敏感で、「○○さんはもう来ないでほしい」と訪問を拒否されたことがあります。

ベテランの一言

ベテランの知恵

たとえば夏場は、汗拭きシートを訪問前に使う。昼休みに着替える、換えの靴下を予備に持参する、タオルを首に巻く（使う場をわきまえることをお忘れなく）、ケア中に看護師の汗が利用者さんの身体の上に落ちることがあるので、ヘアバンドなどで落ちないようにする、などです。

看護師が汗を拭く様子に、利用者さんやご家族が「エアコンの温度を下げていいよ」「扇風機を使って」などと気を遣ってくださることがあります。あくまでも室温は利用者さんにとって最適な温度にあわせるべきですので、気を遣わせないような所作や配慮が必要です。

2．訪問時・退去時のマナー

　訪問看護は、ご自宅というプライベートな空間で看護を提供します。いつでも快く迎え入れていただけるように配慮しましょう。

初めてお会いするとき
笑顔、声かけ、マナーなど第一印象を大切に！

- ☑ 出かける前に、鏡に向かって身だしなみや化粧が崩れていないかを確認しましょう。
- ☑ 疲れた顔をしていませんか？
- ☑ 約束の時間に、余裕をもって出かけましょう。
- ☑ はっきりと、丁寧にあいさつしましょう。
- ☑ やさしく親しみやすい笑顔で話します。
- ☑ 名刺は事務所名、職位、氏名を名乗りながら、両手で持ち、相手が読みやすい向きで渡します。

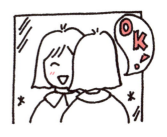

Good　初めてご自宅を訪問したとき、玄関でご家族とのあいさつを終え、利用者さんの居室である和室に招かれた。利用者さんはベッドに端座位になって、お待ちになっていた。看護師も正座し、両手をついてあいさつしたところ、「まあ、ご丁寧に。もったいない」とにこやかな笑顔になり、初回訪問の場が良い雰囲気になった。
❶この事例では丁寧さが喜ばれましたが、地域性や個別性に応じた丁寧さが必要です。

Bad　訪問開始前のカンファレンスでのこと。老眼鏡をかけて書類を見ながら話を聞いていた看護師が、利用者さんに話しかけた。その際に眼鏡を外さず上縁越しに目を合わせたところ、利用者さんはにらまれたと感じ、「その看護師には家に来ないでほしい」と訪問を断られた。
❶人と話をするときは、しっかり顔をあげる、老眼鏡は外す、などの基本を大切にしましょう。老眼鏡をかけたままでも、目が合ったとき、にっこりと笑顔で話しかければ、印象は違ったかもしれません。

玄関に入る前のマナー

- ☑ 訪問車や自転車は決められた場所に置きましょう。駐車できない場合は、利用者さん・ご家族やステーションに確認します。
- ☑ 訪問時にご家族が家にいるかどうかは、そのご家庭ごとに異なります。いつもはいるご家族が不在の場合は、自己判断で利用者宅に入らないようにしましょう。迷うときはステーションに連絡を取って、どうしたらよいかを相談します。(p17 参照)

 利用者さんから「施錠されているドアノブを、ガチャガチャと何回も回した」と苦情がありました。
❶ ドアノブは静かにゆっくり回しましょう。開錠するために時間がかかる方もいます。

相手の緊張をやわらげるような雰囲気づくりを

　訪問看護師と利用者さん、ご家族との初めての出会いの場所は退院前の病室やご自宅などさまざまです。利用者さんやご家族は、「どんな人が来るのか、何をしてくれるのか」と不安に思い緊張しているものです。専門用語を多用したり、早口で質問攻めにすると緊張が余計に高まります。看護師には、利用者さんやご家族から話を丁寧に聴くという姿勢が大切になります。リラックスできるような言葉がけや笑顔を心がけ、和やかで、今後の訪問がスムーズにいくような話しやすい雰囲気をつくりましょう。

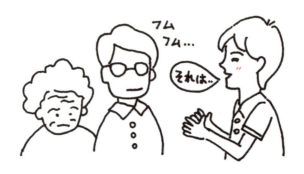

玄関先でのマナー、対応

- ☑ 呼び鈴を鳴らす：しばらくたっても応答がない場合には再び鳴らします。相手を焦らせないよう、立て続けに呼び鈴を押すのはやめましょう。
- ☑ 返事があってから、玄関の扉を開けましょう。
- ☑ 扉を開きながら「訪問看護〇〇です」と入り、相手の目を見て笑顔でお辞儀をしましょう。

＊ただし、なかには訪問看護の利用を近隣に知られたくない家庭もありますので、玄関先で名乗ることについて事前に利用者さんやご家族に確認しておきましょう。

- ☑ 時間帯に合わせて明るい声であいさつしましょう。
  「おはようございます」日の出〜10時
  「こんにちは」10時〜日没まで
  「こんばんは」日没〜日の出まで
- ☑ 濡れた雨具やコートは、濡れた側を内側にしてたたみ、置く場所を尋ねましょう。S字フックを持参して玄関ポーチやカーポートの下などにかけておくのも一つの方法でしょう。
- ☑ 玄関で靴を脱ぐときは、正面を向いて上がり、玄関のほうに身体の向きを変えて靴を揃えます。
- ☑ 靴は下駄箱側に揃え、邪魔にならないように置きます。
- ☑ スリッパの使用は利用者宅の価値観に合わせ、勧められたら履きましょう。
- ☑ 不衛生など環境に問題がある家では、ステーションから持参したスリッパやシューズカバーなどを使用します。「室内履きのご用意のご負担がないように、看護師が履くものは持参します」と説明しましょう。

こんなこともありました

「よそのお宅にあがった足（靴下）のまま、家にあがってほしくない」「汗で湿った靴下で床を汚されたくない」などと言われ、訪問時にくつ下を履き替えたことがありました。そのお宅特有の価値観があります。訪問開始時に伺っておくと無用なトラブルを防げます。

2. 訪問時・退去時のマナー

初回訪問時の対応

- ☑ 初回訪問時にケアや処置を行う場合もあります。
- ☑ ケアの内容に応じた必要物品の用意をお願いしておきましょう。

＊急に物品の準備をお願いすることになった場合には、利用者さんやご家族が慌てないように配慮しましょう。もし、家にあるもので代用できれば、どんなものをどのように利用するかを具体的にお伝えします。

ベテランの一言

いつでもケアに対応できる備えを

初回訪問をする前に、ケアマネジャーからの情報をアセスメントし、処置が必要になると予測される場合は、看護師があらかじめある程度の物品を持参するとよいでしょう。例えば利用者さんやご家族は、「陰洗ボトル」と言われてもどんなものか想像できないものです。

ベテランの知恵

いつ何時でもケアに対応できるよう、使い捨て手袋や、ペットボトルで作成した陰洗ボトル、お尻拭きやオムツなどはセットにして持ち歩いていると便利です。

持っていると便利なもの（記入しましょう）

- ☐ 使い捨て手袋
- ☐ 新聞紙
- ☐ 陰洗ボトル
- ☐ S字フック、針金ハンガーなど
- ☐ お尻拭き
- ☐ オムツやパット
- ☐ ドレッシングテープ
- ☐

手洗い

- ☑ 感染予防のため、ご自宅で手を洗わせていただきたいことを伝えます。
- ☑ 手を洗う場所は、どこを使ってよいかを確認しておきましょう。

居室以外の場所に立ち入るとき

- ☑ ケアをする際に必要な動線を確認します。
* 玄関から手洗い場、手洗い場から居室、居室からトイレまで、居室から浴室まで、など。
- ☑ 居室以外の場所に立ち入る必要がある場合は、了承を得ましょう。

利用者宅の物品を使用するとき

- ☑ 利用者さんのお宅にある物品を使用するときは、利用者さんやご家族に一言声をかけます。
* 「新聞紙を使いますね」
* 座薬が冷蔵庫にあるとき「冷蔵庫を開けてもいいですか？」
* 洗面所や石けんを使用するとき「使わせていただきます」など

- ☑ ティッシュペーパーや使い捨て手袋、オムツなどは、無駄使いしないようにしましょう。

それぞれの家のルールを知ろう

- ☑ 処置・ケア後の片づけかたは、そのお宅の意向を確認して、スタッフで共有しておきましょう。

* 例1）摘便・陰部洗浄の処置
  - 便の処理方法は、トイレに流すのか、そのままオムツなどに包んで捨てるのか？
  - トイレットペーパーを使用するのか、ティッシュを使用するのか？
  - 臀部を拭くときはお尻拭きを使用するのか、ぼろ布を使用するのか？
* 例2）清拭後
  - 清拭後のお湯はどこに捨てるのか？　洗面所か浴室か、トイレか、庭なのか、など。

- ☑ 利用者さん、ご家族の習慣や希望、経済的なことも配慮し、各家庭での決まりごとを確認しましょう。
- ☑ それらはスタッフ間で共有できるよう記録を残すことが大切です。訪問の経過途中で、方法や使用物品が変更になった場合も同じです。

2. 訪問時・退去時のマナー

訪問する時間

☑ **時間厳守は基本！**

＊利用者さん・ご家族は、私たちを迎え入れるための準備をしています。また、家庭ごとに生活リズムや都合もあります。訪問時間を早めたいとき、遅くなるときはあらかじめ連絡をしましょう。

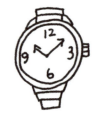

☑ **時間を変更した場合**

訪問時にまずお詫びをし、「今日は変更をご了承いただき、ありがとうございました」と声をかけましょう。

＊訪問到着時刻が急に遅れる場合、連絡をしなくてもよいか、どの程度の遅れで連絡したらよいかは各家庭によって受け止めかたが異なります。あらかじめ利用者さんやご家族と相談し、スタッフ間で共有しておきましょう。

到着時間が前後する場合の対応

予定してあった時間と訪問時間がずれてしまったとき、お詫びとあわせて簡単に事情も伝えるとよいですね。

例えば、
「道路が混んでいました。すみません」
「前の利用者さんのケアが延びてしまい、申し訳ありません」
「緊急訪問が入ってしまい、予定が変わってしまってすみません」
などです。

ご家族は、介護以外のさまざまな都合があります。訪問看護のサービス提供時間を活用して外出を予定している場合もあります。訪問の間に安心して出かけられるように協力することも私たちの役割です。

> **ベテランの知恵**
> ＊時間管理にタイマーを活用するのもよいでしょう。
> ＊渋滞情報、道路工事など、事前に調べておきましょう。
> ＊訪問予定の立てかた、想定外のことが起こったときの対応などは、あらかじめ考えておきましょう。

訪問時に家族が不在のとき

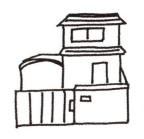

- あらかじめ不在がわかっている場合

☑ 対応のしかたを家族と話し合っておきましょう。

＊合鍵の保管場所を決めておく、暗証番号で開けるキーボックスの利用など。

☑ 鍵は預からないようにしましょう。

＊紛失の恐れや、合鍵を作ったと思われる恐れなど、トラブルの元となるので、基本的に鍵は預かりません。

- 約束の時間に訪問したが、玄関が施錠されお宅に入れない場合

☑ 自宅に電話を入れて不在かどうか確認します。

＊不在であれば、ステーションに連絡し、サービス提供票などで予定を確認します。

☑ しばらく待機しても会えなければ、訪問したことが伝わるようにメモを残して帰ります。

＿＿＿＿様

本日 ＿＿時 ＿＿分からの予定で
訪問しましたが、ご不在でしたので
失礼させていただきます。
お帰りになられましたらご一報ください。
よろしくお願いします。

　　　　　　　○○ステーション
　　　　　　　　　　　　より

ステーションの取り決めを
チェック！（記入しましょう）

☐ 時間が大きくずれるときは…
☐ 鍵の扱いは…
☐ ＿＿＿＿＿＿＿＿＿＿
☐ ＿＿＿＿＿＿＿＿＿＿
☐ ＿＿＿＿＿＿＿＿＿＿
☐ ＿＿＿＿＿＿＿＿＿＿

2. 訪問時・退去時のマナー

> **Bad** 日中にご家族が不在のため、キーボックスにあった鍵で家に入った。訪問中に親戚と名乗る方が来られたため、看護師は鍵をかけずに退室した。ご家族が帰宅すると鍵がかかっておらず、鍵は玄関に置きっぱなしになっていた。本人が玄関から出て転倒する可能性もあり、不用心だと指摘された。
> ❶このような場合は、退室前にご家族に連絡し、状況を伝えて鍵の置き場所を相談したほうがよかったでしょう。

ケア終了から訪問宅を出るまで

- ☑ 更衣後の衣類やタオル類、使用後のオムツなどは、利用者宅の方法で片づけましょう。方法はあらかじめご家族と相談しておき、スタッフ間で統一しましょう。
- ☑ 使用した物品は元の位置に戻しましょう。
- ☑ 忘れ物がないように、退室前に確認しましょう。
- ☑ 訪問時間はケアプランにもとづきますが、決められた時間より短縮や延長するときはあらかじめ説明し、時間にもとづいて請求することに同意を得ておきましょう。
- ☑ 介護保険利用者の場合、その日のうちにケアマネジャーに報告・相談しましょう。
- ☑ 訪問終了のあいさつを行い、玄関に向かいましょう。
- ☑ スリッパを借りているときは、玄関で脱いだら隅に揃えて置きましょう。
- ☑ 次回の訪問日時を確認し、「何か心配ごとがあったら電話してくださいね」と声をかけて帰りましょう。
- ☑ 靴はかかとを踏んだりせず、しっかり履いてから歩き出します。
- ☑ 「ありがとうございました」とあいさつし、玄関を出ます。その際にご家族への労いや配慮の言葉も添えると、なおよいですね。
- ☑ 玄関の扉は音がしないように静かに閉めましょう。

話がなかなか終わらないときは

　ケアが終了した後も利用者さんやご家族の話が終わらず、退室するタイミングを失ってしまう、ということはありませんか？　なかには看護師が鞄を持って帰ろうとしていても、訪問車に乗ってからも話し続けるご家族があります。

　利用者さんやご家族は、身体ケアだけでなく、相談相手としても訪問看護師を待っていてくださることもあります。しかし、次の訪問予定もあり、ゆっくり聞いているわけにもいかない場合があります。

　そういった際の声かけの例を以下にあげます。

「次に待っている方がいらっしゃるので、ごめんなさいね。もう少しお話しを聞きたいのですが……」

「ゆっくりお聞きしたいので、またお電話しますね」

「また時間をとってお邪魔しますね」

などです。それでも、必要以上に長引いてしまうときは、先輩や所長に相談しましょう。話を切り上げる工夫として、時間を見計らって、事務所から看護師の携帯電話に電話をかけることや、タイマーを活用したこともありました。

　終わらない話は、単なる世間話なのか、看護にとって必要な内容が含まれているものなのかの判断が必要です。看護に活かせる内容であれば、その時間は報酬算定適応とみなすことができます。そのようなときは、ケアマネジャーに相談しましょう。

2. 訪問時・退去時のマナー

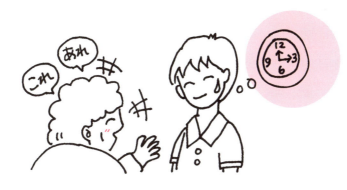

3. 訪問看護にとっての時間管理

時間管理から訪問看護は始まります。時間を守ることは大切です。

訪問看護では、時間イコール報酬

- ☑ 訪問看護の診療報酬、介護報酬は時間単位で決まっています。
- ＊訪問看護指示書と訪問看護計画書に基づき、さらに介護保険の場合はサービス担当者会議等により利用者さん・ご家族と決定したケアプランに沿って提供時間が決まります。
- ☑ 訪問看護は利用者さんと事業所の契約から始まります。
- ☑ 決められた時間内に看護ケアを提供することが大前提です。
- ☑ 忘れ物をすると時間を空費し、焦りにつながります。

Bad 訪問時間が長引いてしまい移動時間を短縮するために、近道ばかりを探していた看護師。細い道で一旦停止が多く、出会いがしらで衝突事故を起こした。
❶ 前の訪問時間が長引いたことで、気持ちに焦りがあったのでしょう。時間内に支援を提供すること、もし延長した場合には焦らないよう次の訪問先に連絡を入れる手配をしましょう。

ケア時間が不思議とピッタリに

　　　　訪問看護を始めた頃は、ケアにどのくらい時間がかかったのかを、予測することができませんでした。利用者さんとお話をしながら、腕時計や壁掛け時計で時間を確認するのも、利用者さんからすれば看護師が時間を気にしているように見えて気分を害されるのでは……とできませんでした。
　しかし、時間を意識しながら経験を重ねているうちに、そろそろ時間かなあと思うと、だいたい訪問終了時間ドンピシャになっています。
　不思議ですね！　体内時計が働くようになったのです。

決められた時間の中でケアを提供するということ

- ☑ 決められた提供時間は、その利用者さんだけにじっくりかかわることができます。
- ☑ ケアプラン・訪問看護計画に沿って、その時間内に安全にサービスを提供できるような時間管理が必要です。
- ☑ ケア提供中、看護師は利用者さんが一番伝えたいことは何かを常に考えながらコミュニケーションをとります。
- ☑ バイタルサイン測定や情報収集を行う中で、プランがガラリと変わることがあるので、利用者さんの状態を確認しながら、ケア内容を相談します。時間配分と優先順位も考慮し、ケア内容を決めていきます。あくまで利用者さんファーストです。
- ☑ 短い時間で利用者さんのニーズを把握します。コミュニケーションのとりかたなど、コツを先輩に聞いてみましょう。
- ☑ おしゃべりが長くなることもありますが、その会話の内容が看護につながることもあります。限られた時間の中でもコミュニケーションは大切にしましょう。

こんなこともありました

　認知症が進行しているAさんは、昼夜問わず落ち着きなくよく動きます。主治医から服薬での調整が図られていますが、なかなか安定した睡眠時間が確保できず、ご家族もAさんが静かなときに休息をとる毎日です。訪問看護では尾骨部の褥瘡処置を中心にケアしていました。訪問時に、ご家族から「やっと少し前に静かに眠りました」と言われ、ホッとした様子のご家族を見ると、褥瘡処置で覚醒させてしまうことが申し訳なく思えてしまいました。時間がずらせるものなら、少しご家族も休めたかもしれず、「起きてしまうと思うけど、ごめんなさいね」と断りを入れて、ケアをさせていただいたこともあります。

「後で…ができない」

病棟勤務では、勤務時間帯の中で複数の患者を担当します。患者さんの体調や機嫌が悪いときなど、「ほかの処置やケアを終えてからにしよう」と時間変更したり、次の勤務者に依頼することもありました。しかし、訪問看護では、介護サービスの決められた提供時間に訪問してケアを行います。また、その日の訪問スケジュールも決まっているため、「後で」と再訪問してケアすることは難しく、ケアに慎重さを求められることもあります。

時間の有効活用と仕事の効率化を図る

訪問看護の所要時間に関する調査の結果において、訪問1回ごとの所要時間は平均で110.1分。そのうち、訪問滞在時間は63.7分、利用者宅への移動時間に19.2分、ケアカンファレンスや記録に15.0分を費やしています[*]。ケアカンファレンスは毎回はありませんから、1日4件の訪問を仮定しますと、移動にも記録にも60分近く費やす計算になります。

安全で効率的な移動をするには、なるべく住所が近い利用者の組み合わせを考えるとよいでしょう。また記録の効率化では、集中して記録すること、記録する情報量、内容についてステーション内で検討するとよいでしょう。

[*] 全国訪問看護事業協会,24時間訪問看護サービス提供の在り方に関する調査研究事業報告書,2010.より

あなたの施設の決まりごとをチェック！（記入しましょう）

- ☐ 次の訪問時間までに余裕ができた場合はどうしますか？
- ☐ 訪問時間を守るための工夫はありますか？
- ☐
- ☐
- ☐

episode　チークダンス　　　　　　　　　　　　　　星ともこ

静男さんは難病のため、寝たきりの状態でした。博学でサービス精神のある静男さんは、自ら話題を看護師に提供してくれ、訪問中にもいろんなことを教えてくださいます。ラジオで聞いた情報、現役時代のこと、海外赴任中の外国の文化、時にはご夫婦のなれそめまで……若いときには、お二人でよくダンスをされていたことも話してくれました。ユーモアを交えた話なので、奥様と一緒に笑いのある楽しい時間を過ごすことができ、時には奥様が懐かしいメロディーを口ずさむと静男さんも一緒に歌い出すという、とても仲の良い素敵なご夫婦です。

ある訪問日、ご夫婦の雰囲気がいつもと違う様子だったので尋ねてみると、ちょっとした言い争いになったとのことでした。ケアの最後に、寝たきりの体を端座位にし看護師が肩を軽く支えて、5分間を目標にその姿勢を維持するリハビリを行っています。この日も同じように端座位になっていただき、下肢の位置や体幹のバランスが安定したところで、奥様に「静男さんの前に来て下さい」とお誘いしました。そして静男さんの身体を支えていただき、静男さんの腕を奥様の体に回し、お二人がちょうどチークダンスをするかのような姿勢になりました。お二人の頬が近づき、「若いときはこんな風によくダンスをしたものね」と話され、何十年ぶりかのダンスになったようです。

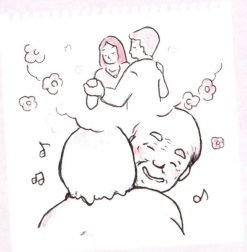

訪問終了時、静男さんは「今日は看護師さんに、一本とられたなぁ」とおっしゃり、奥様も「今日は助けられました」とご夫婦に、いつもの笑顔が戻りました。

いつもいろいろなことを教えて下さる利用者ご夫婦に、ほんの少し恩返しができたと感じた訪問でした。

3. 訪問看護にとっての時間管理

4．話しかた

円滑なコミュニケーションは、訪問看護の第一歩です。

あなたの声のトーンは？

- ☑ 声のトーンによっては、相手に不快感を与えることがあります。
- ☑ 相手の聴力に合わせ、声の大きさや高さを調整しましょう。
- ☑ 声の聞こえ具合がちょうど良いかどうか、利用者さんに尋ねてみましょう。
- ☑ 高齢者や難聴者には、話している口元を見せながら一音一音はっきりと発声し、時にジェスチャーも加えてゆっくりと話しましょう。

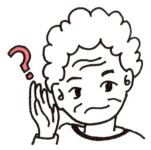

Bad 夜中の緊急訪問時、いつもより低い声で無表情に話した看護師について、後日、利用者さんから「夜中に呼んだから機嫌が悪かったのか。次からは緊急電話をかけるのを躊躇するよ」と言われた。
❶利用者さんは、夜中に呼んで申し訳ないという気持ちでいます。普段と変わらない対応を心がけましょう。

Good 全盲の利用者さん。「おはようございまーす。具合はどうですか？」と顔を覗き込んだら、「元気はつらつな声でいいね！ ちゃんと顔を見て話してくれてるんだね！ 目の前がぱーっと明るくなった気がするよ！」と声をはずませた。目の見えない方と話すときも、利用者さんの顔を見て話していますか？

話すテンポはゆっくり、ポイントを絞って！

- ゆっくりとやさしい口調で話しましょう。
- 相手に合わせた、わかりやすい表現で話します。
- 利用者家族が話しやすいように、間をおいて待つことも必要でしょう。
- 話が長いと回りくどくて利用者家族は理解するのに困ってしまいます。話したいことのポイントは絞って、簡潔に話しましょう。
- 何について話したいか、前置きをしておくほうが理解しやすいでしょう。

Good
無口なBさんは、ケア中に話しかけてもうなずいたり首を振ったりするくらいで、自分から話すことはなかった。看護師は、それでもめげずに明るく接するようにしていた。ある日、ご家族から、「あなたが来るのを楽しみに待っているのよ」と言われ、言葉が特になくても利用者さんには満足していただけていることがわかった。

❶口数の少ない利用者さんの訪問では、どう対話したらよいか戸惑うこともあるでしょう。利用者さんのうなずきや表情を見ながら、程よく話しかけていたことがよかったのだと思います。

Bad
声が高く早口の看護師に対して、利用者さんから「○○さんは疲れる。来ないでほしい」と、訪問を拒否された。

❶ハイテンションな対応は、相手に不快感やつらさを与えたりすることもあります。利用者さんの状況にあわせて、話しかたを変えましょう。

自分の話しかたを知ろう！
- 声の高さは？
- 話すスピードは？
- 言葉遣いは？
- 表情はどうですか？

4. 話しかた

言葉遣い

☑ 利用者さん、ご家族へは丁寧語を使うのが基本です。

＊親しさのなかにも礼儀は大切です。慣れ慣れしい言葉やくだけすぎた表現は避けましょう。
＊相手を見下すような話しかたや表現をしないよう気をつけましょう（たとえば、幼稚語の「はい、あーんちて」「おバカちゃんですね」や、子どもに言うような「そんなことしたら、だめじゃん！」「だから、言ったじゃん！」などといった表現）。

☑ 方言は効果的に使うとよいでしょう。

☑ 専門用語は使わず、わかりやすい言葉を選びましょう。

利用者さんにはわかりにくい専門用語の話し言葉への言い換え例

専門用語	話し言葉	専門用語	話し言葉
褥瘡	床ずれ	浮腫	むくみ
清拭	身体を拭くこと	足浴	足湯
嚥下	飲み込み	陰部洗浄	お下を洗う
吸引	痰を取る	摘便	便を出すのを手伝う

Bad
利用者さんが、以前訪問した際に指導したことができていなかったとき、看護師がため息をつきながら「この前も言いましたよね？」と話した。利用者さんから「こっちは素人なんだから、何度言われたってわからんことはわからん！」と、憤慨した様子でステーションに苦情の電話があった。
❶ため息をついたり、相手を一方的に責めるような言いかたは好ましくありません。

テラスの一言

訪問看護師は、「他人以上、身内未満」の存在

看護師も慣れてくると、丁寧さに欠ける言葉を使ったり、ぞんざいになったり、馴れ馴れしくなることがあります。また、看護師が利用者さんに対して、「この人のことは自分が一番わかっている」「私は信頼されている」という思い込みから、入り込み過ぎることがあります。良くも悪くも、利用者さんとは距離を保つことが大切です。

話題選び

☑ 会話のきっかけ

〈話題例〉天候や季節の移ろいの様子、世の中のホットなニュースなど、さりげなく話題を提供することで、話の糸口になることがあります。ほかにも、庭の花や玄関の飾り物、地域のお祭りやイベント、相撲や野球、サッカーなどスポーツの話題もよいですね。

☑ 方言は効果的に使うとよい場合があります。

☑ 自分のペースではなく相手のペースで。

＊会話のなかから、利用者さんやご家族が知りたいことを引き出せるようにしましょう。
＊情報収集することに夢中になるあまり、自分のペースで矢継ぎ早に質問しないようにしましょう。

☑ 話題選びにも要注意

＊ステーション内外のスタッフの、プライベートなことは話題にしないようにします。

Bad 口数の少ないCさんを初めて訪問した際、芸能人のDが好きと聞いた看護師。訪問の度にDの話題を出していた。しかしCさんは徐々にDの話題には乗ってこなくなり、会話が続かず気まずい雰囲気になった。
❶看護師が訪問中の沈黙を不安に思い、無理してDの話題に集中しすぎた結果、双方のコミュニケーションが成り立たなくなった事例です。

無理せず等身大の自分で向き合う

訪問看護師になりたての頃は、訪問の1時間がとても長く感じました。話がはずまなかったらどうしようと、無理やり話題を探したり、話題をつくって訪問していました。

しかし、Bad事例のように利用者さんが好きなことでも、看護師自身が興味の持てないことを無理に話題にすると、後からボロ（？！）が出てしまうこともあります。無理をせず、等身大の自分自身で会話をしましょう。気負わず自然体で関係を作っていくことで、人生の大先輩である利用者さん、ご家族から教えていただくこともたくさんあり、それが自然と話題につながります。

Good 車イス生活で一人では外出ができない利用者さんに、季節の様子をおみやげにと「堤防の桜のつぼみが大きくなっていましたよ」と話すと、毎年家族で花見に行っていたことをうれしそうに話してくれた。その後、桜が満開になったので、お茶とおまんじゅうを持参して、介護者も一緒に花見に出かけた。

Good 人生の最終段階が近づき、ほとんど言葉を発さないEさん。「Eさんの家の車庫にツバメの巣があるんですね。今、チチチって鳴いてますよ」と話すと、目を開けて、「つばちゃんって声をかけたら、私の手にとまったことがあるのよ」と話してくれた。

テラこの一言

プライベートなことはどこまで話してよいか

利用者さんやご家族に「お宅はどこなの？」「お子さんは何人いるの？」など、プライベートなことを聞かれたときには、どう答えたらよいのでしょうか。「プライベートなことはお話しできないことになっているので」と事務的に答えてしまうと、人間関係を築くうえでも、なんとなくわだかまりが残るかもしれません。

自分のことをどこまで話すかは、基本的に自己責任です。話のきっかけや、話題提供にはなるかもしれませんが、程度が問題です。町名くらいなら教えたら、あとで調べられて、直接自宅を訪ねられたという話もありました。たとえば、住所を聞かれたら「駅の近くです」「市役所の方です」「市内です」など、特定されないように答えるというのも手です。

また、ほかのスタッフのことを利用者さんから聞かれたときは、「うーん、どうでしょう。わかりません（知らないんです）」「今度、直接、聞かれてみてはどうですか？」などと差し障りのない答えかたをしましょう。

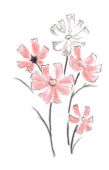

季節を届ける訪問看護

　訪問看護を始めてから、季節の移ろいをとても感じるようになりました。毎日訪問で通る道の桜の木は、2月ごろからつぼみがつき始め、だんだんと膨らみ、3月下旬ころから花が咲くと、あっという間に満開になって散っていきます。そして、次第にツバメが飛び交うようになり、初夏を迎えます。梅雨の時期から暑さへの忍耐が始まり、蝉の声を聴くと、そろそろ梅雨明けだなと思います。真夏のきつい陽射しを乗り越えれば、秋にはコスモス、そのうち紅葉を迎え、落ち葉が舞って冬になります。うぐいすがホーホーと鳴く練習を始めると菜の花が咲いて、また春になる。

　そんな季節のめぐりを実感しながら、毎日を過ごすことができることをとても幸せだと思います。そして、感じ取った季節を言葉にして、訪問先の利用者さんに届けます。利用者さんは、自分の目や耳で直接は感じ取りにくくなった季節を思い出し、笑顔になります。そんな表情がうれしくて、またお土産話を探すように外の景色を眺めながら訪問をするのです。

　何気ない会話が利用者さん、ご家族を笑顔にし、また私たち看護師も優しい気持ちにしてくれます。

　医療知識やケア技術の高さも大切ですが、アンテナを高くして、季節の移ろいや世の中の出来事、さまざまなことに興味をもって話題を広げていきましょう。そうして会話自体を楽しむことで、コミュニケーションの質が上がり、感性も養われていくのだと思います。

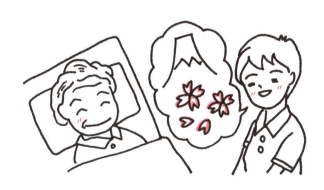

5．聴きかた

聴くことは大切です。利用者さんが望む生活ができるようにサポートするのが訪問看護の役割です。どんな生活を望み、どんな支援を求めているかを傾聴することから訪問看護が始まります。

あなたの聴きかたの傾向は？

- ☑ 利用者さんの話をさえぎって話そうとしていませんか？
- ☑ 返答やあいづちにくせはないですか？
- ☑ 「ほんとにー？」「うそー」といったあいづちをしていませんか。自分はそう思っていなかったとしても、相手の話を信用していないように受け取られることがあります。「そうなんですね」といったあいづちのほうがよいでしょう。

Bad F看護師は、利用者さんと信頼関係ができたころから、自分の親や子どものことを話題にするようになった。ほかの看護師が訪問に行くと、利用者さんが「F看護師さんは自分の話が多くて聞くのが大変だよ！ 私の話は何も聴いてくれないんだよ」と話した。
❶ 話しやすい関係になったとしても、自分の話に夢中にならないようにしましょう。

あなたの聴きかたをチェックしてみよう！

- ☐ 口癖はないか？
- ☐ 偏ったあいづちをしてないか？
- ☐ 表情は？
- ☐ 視線は？
- ☐ 目の高さは？
- ☐ 相手と自分の位置は？

自分のコミュニケーションのくせを知る

話すことが好きなのか、聴くことが好きなのか、自分の傾向を知ることが大切です。話好きだったら、聴くことを意識しましょう。聴くことが好きであれば、積極的に話すことを心がけましょう。

あいづちを打ちながら話を聴いていると、次の話を引き出すことにつながり、会話が膨らんでいくのがわかるでしょう。上手な言葉のキャッチボールが、信頼関係を築く第一歩になっていくのです。話好きな人は、話したい気持ちを抑えることも、聴き上手になるためには必要なことです。

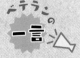

「大丈夫ですか？」の使いかたに要注意

訪問看護師は利用者さんの体調や生活状況を確認するために、さまざまな問いかけをします。

利用者さんとのやり取りのなかで、「大丈夫ですか？」を頻繁に使っていませんか？「ハイ」「大丈夫です」の返答に、問題がなかったと安易に判断していませんか？

もしかしたら、何が大丈夫かと聞かれているのかがわからず、返事をしているのかもしれません。痛みについて「大丈夫です」と返事があったとしても、家族を心配させたくない、薬を増やしたくないなどの思いがあるのかもしれません。日常生活を過ごすなかでの具体的な様子（痛みの変化）を確認しなければ、次の訪問看護までの予測をもっての対応が難しくなります。

「○○は（○○するときは）いかがですか」などと、具体的な問いかけを心がけましょう。

あいづちの打ちかたを意識していますか？

利用者さんの話を聴く場面で、自然にあいづちを打っているときもありますが、「傾聴」を示す態度の表出技法として、意図的にあいづちを使うことがあります。

では、あいづちにはどんな言葉を添えると効果的でしょうか？

たとえば、「そうですね」と「そうですか」。一文字違いですが、「そうですね」は同意の、また「そうですか」は確認や疑問視しているように感じられます。しかし、発する語調（イントネーション）や語勢、伴う表情によって、同じ言葉でも印象は変わります。

「そうですね」「そうですか」だけを使って、傾聴のトレーニングをしてみませんか？

episode 「おじいちゃんだっこちて！」　　　　石神　泉

　孝司さんは、二人の娘さんがまだ小学生だったときに難病に罹り、その後、人工呼吸器を装着し在宅で暮らし始めました。訪問を開始した当時、奥さん（介護者）に医療的な行為を教えるため、訪問看護師が手を添えながら痰を取る練習をしましたが、その吸引チューブを持つ手は震えていました。そんな時期を過ぎて、娘さんも結婚され、お孫さんもできて、笑い声が絶えない明るい家庭の中で生活をしていました。

　2歳と4歳になるお孫さんは、おじいちゃんが大好きです。

　お孫さんたちにとって、人工呼吸器のアラームの音はオルゴール代わり、電動ベッドはよじ登る遊び場と、それが当たり前の生活です。「おじいちゃんだっこちて！」とベッドの上によじ登り、しがみつきます。孝司さんは、孫を抱きしめることも話しかけることもできませんが、お互いのぬくもりを感じ合いスキンシップを通して、おじいちゃんを体感しているようでした。

　ある日、孫の一人、いりあちゃんが幼稚園の友達の家に遊びに行きました。すると、友達のおじいちゃんが、立っていること、話しかけてきたことにびっくりしたそうです。おじいちゃんというのは、ベッドで寝ているものだと思っていたからです。家に帰るなり「うちのおじいちゃんと違う」「なんで、うちのおじいちゃんは、おしゃべりしないの？」と泣きじゃくったこともあったそうです。

　そんないりあちゃんですが、おじいちゃんと行く家族旅行を何よりの楽しみにしていました。それは、毎年の恒例行事として、特注の車イスに人工呼吸器を乗せ、静岡から浦安までミッキーたちのパレードを見に行くのです。そして、行くたびに家族には、楽しい思い出が増えていきました。

　孝司さんは、たくさんの思い出を孫たちと共に作り、ご家族の成長を見届け、ご家族の見守るなか、23年間の療養生活を終えました。

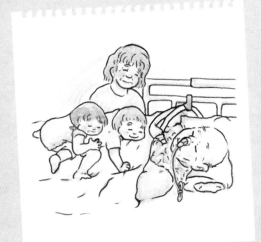

episode 「息子さん、出番ですよ!」　　　　　　　　　　長瀬由美

　護さんは80歳男性、ADL自立の膀胱がん末期の方です。しっかり者の妻シヅさん（キーパーソン）、仕事で忙しい息子、嫁、孫息子の5人家族です。退院後は調子がよかったのですが、急に食事がとれず動けなくなり、お別れの時が近づいてきました。

　初回訪問すると、シヅさんはオロオロして嫁の名前を連呼していました。息子は「今後どうするかは母に聞いてください」と言い、「ちょっと母を手伝って」と嫁に言い放つと、仕事に行ってしまいました。近くに住む娘が顔を出しましたが「私は家を出た人だから、お嫁さんのいいように」と言います。妻も息子も娘も、これからのことを嫁に任せようとしていました。急に責任を課せられた嫁は困惑してひきつった表情となり、とても緊張した様子が見てとれました。打ち合わせしていくと「今後は私がいろいろ決めます」と意気込む様子がみられました。今まで介護にかかわりがなかった嫁が、突然キーパーソンの役割を背負うことに対して、私はそれでよいのかと思いました。

　そこで、私は「今後は医療をどこまで望むのか、看取りをどうするかなど大事な決断は、シヅさんや子どもさんが中心に決めるほうがよいかもしれません。上手くいけばいいですが、もし何かもめたりしたらお嫁さんの責任となるのはつらいと思います。これまで表立っていたシヅさんがかなり動揺されていますので、『今は息子さんの出番です』と、ご主人に伝えてください。息子さんを中心に護さんの気持ちを尊重しつつ、シヅさんと娘さんの思いを確認し、これからのことを考えていきましょう」と嫁に助言しました。

　翌日、往診時に息子・妻・娘・嫁が揃い、訪問看護師も同席し、「点滴など、護さんが嫌がることはせずに自宅で最期まで過ごすこと」を決めました。そして数日後、護さんは静かに自宅で亡くなりました。息子さんは「いつでも母はしっかりしていたので、母が方針を決めるべきだと思っていました。看護師さんから自分が出番と背中を押されたことで、父にしっかり向き合うことができました」と話されました。

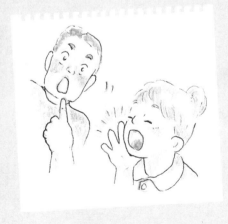

6. 電話への対応

電話の対応は顔が見えないので、より配慮が必要です。

明るい声で、滑舌よく、ほどよい抑揚で

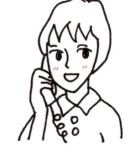

- ☑ 声のトーンは明るく、ほどよい抑揚を心がけましょう。

＊抑揚がなく淡々とした口調は、機械的な印象になったり、機嫌が悪いのではと相手に気を遣わせる心配があります。

- ☑ お互いの表情が見えないので、あいづちや間をうまく取り、より丁寧な言葉遣いをしましょう。
- ☑ 難聴の人にも聞き取りやすいよう、ゆっくりと滑舌よく話すよう心がけましょう。
- ☑ 電話をかける際は、まず自分の名前を名乗って「今、お話ししてもよろしいでしょうか？」など、相手の都合を確認しましょう。
- ☑ 電話で話すときの声が大きくて、周囲の人に迷惑が掛かっていませんか？

Bad 利用者さんから「○○っていう看護師は印象が悪いよ。電話の声がきつかったんだ。こっちは、病気を抱えて精神的に弱っているんだよ。普通に言われたこともきつく感じるんだ。弱っている人にはやさしく言ってもらいたい」と苦言を呈された。
❗ 電話では表情が見えないので、意識してやさしい口調で話しましょう。

Bad 前日から待機当番で、深夜・早朝と緊急訪問が続いていた。業務がひと段落し、利用者さんの担当ケアマネジャーGさんに報告の電話を入れた。後日、ほかの利用者さんのサービス担当者会議でGさんに会うと、体調を気遣われ、「怒っているのかと思いました」とも言われた。
❗ 電話を通した声色から、相手はさまざまな想像を働かせます。体調や気持ちの変化は言葉や声の調子に表れやすいものです。電話では、より一層話しかたに注意しましょう。

伝えたいことを明確に

- ☑ 要点をまとめて、長電話にならないようにしましょう。
- ☑ 最初に一言添えましょう。
  「○○様の△△の件で、お電話させていただきました」。
- ☑ 相談内容、看護師の助言内容などは記録して残しておきましょう。

訪問先で電話が鳴ったら

- ☑ 「職場からですが、出てもよいですか？」と相手に伝えながら、退室して出ましょう。
- ☑ 電話をかけてきた相手に急ぎの内容か確認し、急ぎでなければ後程かけ直すようにします。

看取りの場に訪問中、電話がかかってきた。電話に出た看護師が対応中に笑っていたと、後日、ご家族からクレームがあった。

❶ 電話に出るときは許可を得ましょう。
❶ 電話に出たら「今、訪問中なので、お急ぎですか？」と尋ねましょう。
❶ その場の状況を考えた対応をしましょう。
- 「お急ぎでなければ、折り返しおかけします」
- 緊急の場合は、利用者さんやご家族に「緊急なのですみません」と断って外に出て、車の中など離れた場所で詳しい話を聞く。戻ったら、「ありがとうございました」と言葉を添える。
- 訪問などの対応が必要な場合は、管理者に報告しその後の対応について指示を受ける。

※電話の受けかたについては、p40 を参照

6. 電話への対応

自分がかかわっていないケースの電話を受けるとき

- ☑ 状況を知っている看護師がいれば代わりましょう。
- ☑ 話を聴きながら、内容を整理します。
- ☑ 自分には全くわからないことであれば、あまり長々と聞く前に、「担当者から後ほど、かけ直します」と言って切りましょう。
- ☑ かけ直すのに急いでいるのか、待てるのか、待てるのなら何時ごろかけたらよいかを確認しておきます。
- ☑ 自分のわかる範囲で、概要をメモに残します。
「失礼ですが、もう一度お名前と電話番号を確認させてください」と聞いて、メモしておきます。

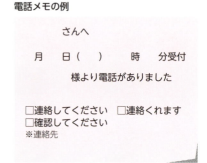

ファックスやその他の連携ツールの使いかた

　主治医やケアマネジャー、サービス事業者、行政などと連絡を取るのに、ファックスや連携ツールを使用することがあります。その際の注意点を以下にまとめます。

- ☑ ファックスの誤送信は、個人情報の漏えいにつながることがあります。宛て先や番号に間違いがないか、ダブルチェックするとよいでしょう。
- ☑ ファックス受領の確認電話が必要な事業所もあります。
- ☑ SNS上で画像や情報をやり取りをすることもありますが、セキュリティについては厳重に検討する必要があります。

あなたの施設の情報共有決まりごとをチェック！（記入しましょう）

- ファックス送信時の決まりごと

☐ _____
☐ _____
☐ _____
☐ _____
☐ _____

- 個人情報ファイルの決まりごと

☐ _____
☐ _____
☐ _____
☐ _____
☐ _____

- 医師への連絡時の決まりごと

☐ _____
☐ _____
☐ _____
☐ _____
☐ _____

6. 電話への対応

7. 緊急電話への対応

　訪問看護では、24時間の緊急電話対応で相談を受けたり、必要時に訪問を行っています。利用者さんやご家族は、「こんなことを相談してもよいのか、こんな時間に申し訳ない」と、迷いながら電話をかけています。

気持ちを汲んで、誠実な対応を

- ☑ 特に夜は遠慮がちにかけているので、眠そうな声で出ないよう注意しましょう。
- ☑ 頻回な電話についても、快く対応しましょう。
- ☑ 訪問してほしいと言いたいのに遠慮して言い出せない場合があることを配慮し、相談や指導が終わったときに「訪問したほうがよいですか」と、尋ねるようにしましょう。
- ☑ 急変などで動揺している場合は、「一度深呼吸して、落ち着いてください」と声をかけます。
- ☑ 電話を切るときに、「不安ならいつでも電話くださいね」と一言添えると、いつ電話をしてもいいんだという安心感につながります。
- ☑ 電話の情報では判断がつかない場合や訪問が必要と考えた際に、「訪問します」と一方的に決めつけないで「状態を見るために訪問したほうがよいと思いますが、いかがでしょうか」と尋ねましょう。
- ☑ 緊急訪問することになった場合は、到着までにどのくらい時間がかかるかを伝えておきましょう。また状態を聞いて、看護師到着までに家族ができる対応をお伝えしておきます。

> **Good** 1日に何回も緊急訪問を要請してきていた利用者さん。不安が強いための電話と考え、毎日同じ時刻にステーションの看護師から電話を入れるようにしたところ、緊急訪問の要請が減った。

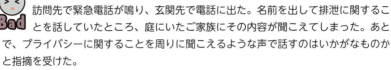

訪問先で緊急電話が鳴り、玄関先で電話に出た。名前を出して排泄に関することを話していたところ、庭にいたご家族にその内容が聞こえてしまった。あとで、プライバシーに関することを周りに聞こえるような声で話すのはいかがなものかと指摘を受けた。

❶訪問中に電話を受ける際は、場所をかえるだけでなく、声の大きさにも配慮しましょう。

事務所外で緊急電話を受けたときの対応
（買い物中、ほかの利用者さんの訪問中など）

▶ 周囲の騒音などを考え、必要に応じて場所を移動して話しましょう。
▶ 互いの声が聞き取りやすく、周囲に内容を聞かれても大丈夫なように、話をする場所を考えましょう。
▶ まず、対応に急を要するかどうか、のちほど看護師からかけ直すことでよいかどうか相手に確認し、判断しましょう。

column 緊急対応への満足度は？

2017年に静岡県下の訪問看護ステーション利用者への満足度調査が行われました。その結果を一部ご紹介します。

- 土日でステーションが休みのときに連絡が取れると心が落ち着くとの評価。
- 24時間といっても、世間が長期休みのときは連絡がつきにくいし、電話も夜間などはしにくいとの指摘。
- 緊急対応の契約をしているのに、電話をすると「まず家族で」「朝まで様子を見ましょう」や、「なかなか電話に出ない」「来るまでに時間がかかる」などの指摘。

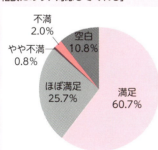

「24時間365日いつでも連絡がつき、相談にのり、対応してくれる」

- 満足 60.7%
- ほぼ満足 25.7%
- 空白 10.8%
- 不満 2.0%
- やや不満 0.8%

(静岡県訪問看護ステーション協議会, 県下一斉満足度調査, 2017の結果より抜粋)

7. 緊急電話への対応

電話応対と言葉遣い

● 電話の受けかた

～取り次ぐ場合～

手順	留意点	会話例
受話器を取る	・ベルは3回以内で取る、それ以上鳴った場合は一言お詫びを添える ・メモを用意	「お待たせしました」
名乗る	第一声は、明るくはきはきと	「はい、訪問看護ステーション○○、△△です」
相手を確認する	・メモを取る ・相手が名乗らないときの対応	「□□さまですね」「□□さまのご家族ですね」 「失礼ですが、お名前をうかがってもよろしいですか？」
あいさつ	明るくさわやかに	「おはようございます」 「いつもお世話になっております」
名指人の確認	ステーションスタッフに敬称は使わない	「○○ですね。少々おまちください」
取り次ぐ	保留にするのを忘れずに	

～取り次いでもらった電話に出る場合～

手順	留意点	会話例
受話器を取り、名乗る	メモを用意	「お電話かわりました。看護師の○○です」
要件を聞く	・5W2Hを活用して話を聞く ・メモを取る	
要点を整理し復唱する	聞き間違いのないよう、固有名詞や数字などは復唱し確認する	「～でよろしいでしょうか」
最後のあいさつ	丁寧に	「お電話ありがとうございました」 「失礼いたします」 （相談の電話の場合）「また何か気になることがあれば、お電話くださいね」
受話器を置く	相手が切ったことを確認してから、静かに受話器を置く	

~名指人不在の場合~

手順	留意点	会話例
不在のお詫びと理由説明	・戻る時間がわかれば予定を伝える ・行先は言わない	「申し訳ございません」「○○は、ただ今席を外しております」「訪問で出ております」「今日は一日不在にしております」
意向を伺う	・念のため相手の電話番号をうかがう ・要件を復唱し、メモする	「戻りましたら、○○からお電話差し上げましょうか」「よろしければ、ご用件をおうかがいしましょうか」
名前を伝える	名指人に責任をもって伝えることを告げる	「かしこまりました。△△が承りました」「それでは、○○が戻り次第、お電話を差し上げるよう、申し伝えます。△△が承りました」

● 言葉遣い（動詞の敬語表現）

基本の言葉	尊敬語	謙譲語	基本の言葉	尊敬語	謙譲語
言う	おっしゃる	申し上げる・申す	見る	ご覧になる	拝見する
食べる	召し上がる	いただく	聞く	お聞きになる お耳に入る	うかがう 拝聴する
いる	いらっしゃる	おる	会う	お会いになる	お目にかかる
する	なさる	いたす	もらう	お受け取りになる	頂戴する いただく
行く	いらっしゃる お出かけになる	うかがう 参る	来る	みえる おいでになる	まいる

7. 緊急電話への対応

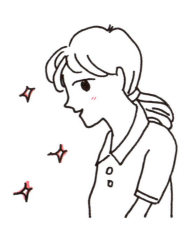

episode とんかつ

日吉利枝

　80歳代の独り暮らしのヨシさんは、喘息発作を起こすことが増えたため、訪問看護を利用することになりました。最初は看護師に素っ気ない対応でしたが、しばらくするとヨシさんのほうからいろいろな話をしてくださいました。「気を遣うのも、遣われるのも面倒だ。独りが気楽でいい」と言い、工夫しながら自分の暮らしを作り上げていました。グルメなヨシさんは、美味しいものもたくさん知っていて、お勧めはある店のとんかつでした。

　そんなヨシさんの体の中では、転移がんが静かに進行していました。受診日に呼吸困難となり、そのまま入院することを勧められました。しかし、「まだ大丈夫です」と自分の家にお帰りになりました。

　訪問診療をお願いし、医師は服薬や酸素量の調整、オピオイドを処方しました。私はケアマネジャーやご家族とともに生活環境を整えていきましたが、息苦しさは軽快しませんでした。気丈なヨシさんから「もうだめかねぇ」と死を意識したような言葉がこぼれるようになりました。数日後には、ベッドから3mほど離れたトイレまでも歩けなくなりました。肩を動かしながら小刻みな呼吸をしているヨシさんの耳元で「ここ（家）でいいの？ 病院に行く？」と静かに尋ね、優しく手を包みました。「こうやってね、先生や…みんなに…見てもらって…苦しくさえなければね…。編み物しながら…家にいたいね。元気になったら、一緒に…とんかつ、食べに行こうよ…」と細切れに言葉を繋ぎながら、私の手を握り返してきました。苦痛緩和のために一時的に入院する方法もあることを伝えましたが、顔を横に向け眼を閉じました。

　しかし、その翌朝、ご家族に心配をかけたくないと思ったヨシさんは入院を決めました。「帰ってくるからね…。また頼むよ」と、酸素マスクを吐息で曇らせながら、指を前後に動かしました。「待ってるね。とんかつ、食べに行こうね」。私は両手を大きく振り、病院へ向かう車を見送りました。

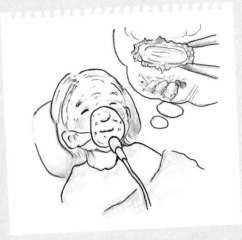

episode ケアを通して笑顔が生まれる

風間祐子

　フネさんのご家族から、ドライシャンプーを依頼されました。フネさんはがんを患っており、腰の痛みで体を起こすことができない状態でした。ケアによって少しでも心地良さを感じてほしいと思い、細かく髪を分けて「強すぎませんか？」と力加減に気をつけて頭皮をマッサージするようにこすり、きれいにしていきました。フネさんからは「気持ち良かった」と、そしてケアを見ていたご家族からは「丁寧にしていただいて」と、笑顔で言っていただきました。

　ミナトさんは、がんが進行しベッド上の生活となっていました。奥さんは軽度の認知障害がありますが、ミナトさんを大切に思っており自分で介護してあげたい気持ちがありました。訪問してオムツを交換していると、看護師のケアをじっと見ていた奥さんは「私はそんなに上手にできないわ」と言うのです。奥さんの思いを知っていたので「奥さんもできるようになりますよ。一緒にやってみましょう」と声をかけました。訪問のたびにケアを一緒に行い、お二人の慣れそめやデートの話を聞きながら、笑顔でケアをしていきました。

　在宅では、ご家族が看護師のケアを見ていることがよくあります。訪問看護を始めたばかりの人は、見られていることに戸惑いや緊張を感じるかもしれません。しかし丁寧で優しいケアをすることで、ご本人もそしてご家族も「自分を（家族を）大切にしてくれた」と感じるのではないでしょうか。また看護師のケアを見て学ぼうとする介護者もいます。看護師はケアを手際よく行うことも大切ですが、ケアを受けている利用者さんの気持ちや感じかたを意識した心地良いケア、見ている家族が安心していられるケアを行うよう心がけたいものです。そうすることで利用者さんやご家族に笑顔が生まれ、看護師に信頼を寄せてくれるのだと思います。

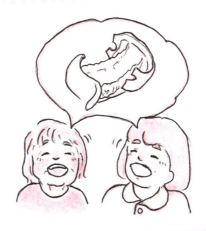

8. 利用者と家族の呼びかた

利用者さんやご家族の呼びかたにも気を配る必要があります。

呼びかたは、訪問看護開始時に確認して記録

- ☑ 人からどう呼ばれたいかは、人それぞれ異なります。介護者も含め、呼びかたを最初に確認しましょう。
- ☑ 本名とまったく違う通称や愛称で呼ばれるのを好まれる場合もあります。

Good
① 静岡つるさんを「つるさん」と呼んでいたが、いつも不機嫌な顔をしていた。自分の名前が実は嫌いだという事実を知り、名字で「静岡さん」と呼ぶようになると表情が柔らかくなった。
② 重度の認知症の「はなさん」は、若いころから周囲の人に「ゆきさん」という全く違う呼び名で呼ばれていた。「はなさん」と声をかけても反応がなく、「ゆきさん」と呼ぶと目をぱっちりと開けて見つめ返してくれた。それからはご家族に承諾していただき、通称の「ゆきさん」と呼ぶようにした。
❗ 慣れ親しんだ名前で呼ぶこともコミュニケーションの手法の一つです。ただしそのことを嫌がる方もいます。ご本人の反応やご家族の話を参考にしましょう。

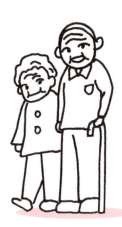

Bad
介護者が外見上は男性だったので「息子さん」と呼んでいると、気分を害された様子であった。その後、性同一性障害であることがわかり、名字で呼ぶようになった。
❗ 人を外見だけで判断したり、思い込みで呼ばないよう注意しましょう。

ご家族の呼びかたにも注意を

　看護師は、知らず知らずに介護者を「お嫁さん」「お母さん」と呼ぶことがあると思いますが、人によってはそれを好ましく思っていない場合もあります。

　ある介護者の女性を「お母さん」と呼んだところ、「私はあなたのお母さんじゃない」と注意されました。どのようにお呼びしたらよいかを尋ねたところ、名前で呼んでほしいと希望されました。

　また、「お嫁さん」と呼んでいた方からは、「そう呼ばれると役割を押し付けられているみたいで嫌なの。それに、この家に嫁いで何年も頑張っているのに、『嫁』って他人行儀な呼びかたじゃないですか？」との思いを打ち明けてくれました。

　価値観は人それぞれで、このように呼びかた一つとっても受け止めかたはさまざまです。慣習にならって「お嫁さん」とか「お母さん」「お父さん」と呼んでしまうことも多いのではないでしょうか。家族と同じように呼ばれることに違和感のない人もあれば、それを、不愉快に受け止めたり、つらく感じる人もいることを知っておきましょう。

Good　重度認知症のHさんは教員として定年まで勤め上げた方だった。日頃はあまり声かけに反応しなかったが、「先生」と呼びかけると生き生きとした表情を見せてくれた。以後、ご家族の了解のもと、Hさんを「先生」と呼ばせていただいた。
❶「先生」というのが、Hさんにとっては、馴染みの呼ばれかただったのでしょう。

ペットも家族の一員

　犬・猫と呼ぶより、「ワンちゃんがいるんですね」「ニャンコちゃん可愛いですね」などと話しかけます。または名前を尋ね、名前で呼ぶようにするとよいでしょう。

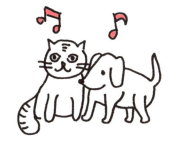

9. 金品は受け取りません

訪問看護の契約時に、お茶の接待や金品を受け取らないことを伝えています。

渡されそうになっても「お気持ちだけいただきます」と答えて！

- ☑ 金品を渡されそうになったり、お茶を差し出されたときには、相手の気持ちを汲みながら「せっかくですけれど……」「お気持ちだけで十分です」と丁寧に断りましょう。
- ☑ それでも渡されそうになるときは、上司に相談しましょう。
- ☑ 訪問先でお茶を出される場合も、お断りするのが基本です。

＊ただし、お茶をいただきながら、利用者さんやご家族を慰労したり、コミュニケーションが深まることもありますので、状況に応じて判断しましょう。
＊利用者さんの水分補給の機会、ケアの一環として一緒にお茶をいただく場合もあります。

- ☑ 自宅で採れた野菜や果物・手作りのものなどは、断りきれずに頂くことがあるかもしれません。その際は、「職場のみんなで頂きます」と伝え、必ず上司に報告しましょう。
- ☑ 利用者さんが亡くなった後に「使わなくなったオムツや衛生材料などは処分に困るので」と、ステーションに寄付されることがあります。その場合は「必要な方に使わせていただきます」などと伝えて受け取りましょう。

Bad 利用者さんから「あなただけに」と、旅行土産のアクセサリーを頂いてしまった訪問看護師Iさん。以後、利用者さんは、Iさん以外のスタッフの訪問をキャンセルするようになってしまった。

❶贈りものには、自分を特別に扱ってほしいという期待があるのかもしれません。看護師としての倫理観に照らして、看護師が自身の行動を振り返りながら対応することが大切です。

9. 金品は受け取りません

こんなこともありました

事例1 家での看取りをご家族が希望せず、病院に入院したJさんのご家族が、ステーションにあいさつに来られました。担当看護師に渡してほしいと預かった封書には、現金が入っていました。担当看護師は病院に面会に行き、「Jさんやご家族には講師料をお支払いしなければならないくらい、人生の勉強をさせていただきました」とお礼を述べ、いただいた現金はお返ししました。

事例2 看取りの場面での出来事です。ご家族から「本人の思いだから」とお金を渡されました。ご家族は、生前より利用者さんが訪問看護師へのお礼（お金）を懐に入れていることを知っていたのです。「本人が、みなさんにはとてもよくしてもらったから、自分が死んだときに絶対に渡してほしいと言っていたので」と言われました。どうしても断りきれず、その場では一旦受け取り、所長に報告しました。後日グリーフケアで訪問した際に、「お気持ちは十分いただきました」と丁寧に伝え、お返ししました。

 Bad 利用者さんより「○○さん（訪問看護師）は堅いから受け取らないけど、ほかの人は受け取ってくれる」と言われた。チームで訪問看護をしているのに、個人の対応に違いがあった。
❶頂きものについて、訪問看護師同士の認識の違いが利用者さんを通してわかった事例です。どう対応すべきか、共通の方法をステーションの中で話し合う必要があります。

あなたのモラルをチェック！

☐ ものを頂いたお宅に、より好意を抱いたり、えこひいきしていないか？

☐ 頂きものを期待していないか？当然と思っていないか？得したと喜んでいないか？

☐ 頂きものをしたばかりに、利用者さんやご家族から少々無理な依頼をされても、それに応えようとしていないか？

10. 在宅で処置をする際の配慮

　在宅では、ご家族がいるところで処置やケアをすることが多いです。丁寧にかかわっていることを言葉や態度で伝えることが安心にもつながり、大切です。

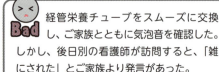

利用者さん、ご家族が安心できる言葉がけや所作を大切に！

- ☑ 処置前はもちろんのこと、処置中も「今から〇〇しますよ」「もう少しで終わりますよ」などの途中経過を伝えることで、安心して処置を受けてもらえます。
- ☑ 処置中も利用者さんの反応を声かけで確認しましょう。

＊マッサージのとき「強さはどうですか？」、清拭や足浴では「熱くないですか？」、摘便では「痛くないですか？」など、反応を見ます。
＊体の向きを変えるとき、めまいなどの苦痛がないかを、「気分は悪くないですか」などと声をかけて様子を見ましょう。

- ☑ 個別性に配慮したケアをするためには、声かけしながら好みを知る必要があります。

＊清拭では湯の温度、拭く回数、タオルの当てかた、最後に乾いたタオルでぬぐう必要があるかどうかなど。

- ☑ 処置やケアのペースは、利用者さんやご家族それぞれに好みがあります。処置を手際よくした場合、たとえ同じようにケアしたとしても、早く終わってありがたいと感じる人も、雑だと思う人もいます。

Bad 経管栄養チューブをスムーズに交換し、ご家族とともに気泡音を確認した。しかし、後日別の看護師が訪問すると、「雑にされた」とご家族より発言があった。
❶ 手際よく行えたが、処置に集中するあまり、何も言葉かけをしないまま、あっという間に終了したことから「雑に扱われた」と感じさせたのでしょう。

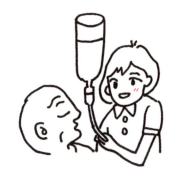

訪問看護における清潔保持援助

訪問看護での清拭や足浴、洗髪などの援助は、利用者さんが気持ちよく感じ、喜んでくださるケアの一つです。タオルの温度や当てかた、お湯の温度、拭きかたや拭く回数など、その利用者さんが好む方法に配慮して行っていきます。

爽快感やホッとしたリラックス感、温かさなどを感じていただき、さらに看護師との信頼関係も深めることができるケアです。

清拭は、清潔保持の目的だけでなくスキントラブル、関節可動域の観察、体動に伴う状態の変化を観察する機会にもなります。

しかし、最近、病院では温タオルを配るだけだったり、看護助手が清拭をすることが多くなり、看護師が清拭をしなくなったと聞きます。訪問看護師が清拭をする意味は大きく、利用者さんの状態変化を早めに察知するためにも、大切なケアの一つと考えています。

「やさしく吸引しますね」

吸引は苦痛を伴い、そばで見ている家族もつらく感じるものです。できるだけ苦痛を最小限にとどめ、効果的に吸引する技術も必要です。

また、技術だけでなく「苦しくならないように吸引しますね」「やさしく吸引しますね」と声をかけて、少しでも安心してもらい、終わった後には、「苦しかったですね、ごめんなさいね」「お疲れさまでした」などと労いの声をかけましょう。

「私もすっきりした気持ちですよ」

排泄ケアや摘便処置などでは、ご家族から「汚いことをさせてすみませんね」と申し訳なさそうに言われることがあります。看護師は「Kさんがたくさん出たことで私もすっきりした気持ちですよ」「私もこれで安心しましたよ」と言葉を返すこともよいでしょう。その一言が、ご家族の申し訳ないという気持ちを和らげるでしょう。

11. 利用者・家族への　アドバイスのしかた

　病院入院中は、生活リズムも介護方法などの指導もマニュアルに沿っているなど、一律に管理されている印象があります。一方、在宅では、利用者さんや、そのご家族の生活リズムや状況によって介護方法も多様であり、いろいろ工夫されてオリジナリティあふれる方法をとられていることもあります。

その人の生活を尊重したかかわりを

☑ オリジナルな方法に至った経過や理由を尋ね、支持的にかかわることが大切です。

＊食事について、一日二食の人もいます。それを否定するのではなく、まず、栄養が十分とれているかをアセスメントする姿勢が大切です。

☑ 最初から、看護師側の方法や考えを押し付けないことが大切です。

＊介護用品や栄養補助食品などは一部の商品に限定せず、広く商品を紹介しましょう。また衛生材料などは高価なものが多いため、まずは、試供品や情報の提供をし、ご家族が選択できるような支援をしましょう。

☑ 健康障害のリスクがある場合は、否定するのではなく、その根拠を明確にし、関係を築きながらタイミングをみて修正点を提案していきましょう。

＊何年もお風呂に入っていないとしても、強引に入浴や洗髪を勧めません。
なぜ何年も入浴していないか、その理由をアセスメントし、関係性を作りながら、徐々に清潔保持の支援を進めていきましょう。

Bad ある寝たきりの利用者宅で、市販のベッドを使っていた。看護師は「腰を痛めるので介護用ベッドを借りてほしい」と伝え、レンタルを開始してもらった。ご家族は、もともとのベッドでも支障を感じておらず、看護師のためにレンタルしたと思っており、ケアマネジャーを通して苦情が届いた。
❶まず利用者さんやご家族にとって必要かどうか、十分な予測を含めた説明をしましょう。

11. 利用者・家族へのアドバイスのしかた

Good 退院を機に在宅酸素が導入されたCOPD（慢性閉塞性肺疾患）患者さんと面談し、生活上の希望を尋ねた。「バイクに乗って買い物に出かけたい」「畑仕事をしたい」「自分で調理して、好きなものを食べたい」など、これまでの生活を続けたいという意向であった。一つずつ、希望を復唱して確認した。在宅酸素を使ううえでの注意点を説明し、「こうすればできますね」と、代替案や環境整備を提案した。
すると「あなたが初めてだよ。ぼくの話を、『いい』って言ってくれたの。みんな（病棟の看護師や別居家族）は『だめだ』ってことしか言わないんだ」という言葉が聞かれた。この出来事から3年が経過しても、いまだにその時のことを嬉しそうに話してくれる。

Bad 在宅看取り予定で余命数日の利用者さんを訪問した。看護師はご家族から「どんな様子ですか？」と聞かれ、「肺雑音があり、肺炎かもしれません」とだけ伝えて退室した。不安になったご家族が主治医に連絡したところ、「看取りの利用者に不安をあおる必要があるのか」とステーションに主治医から注意を受けた。
❶状態を判断したとしても、「肺炎かもしれない」と家族に伝えたのは不適切でした。面と向かって家族に質問されると、自分の判断を全て答えようとしがちですが、「ご心配ですね」と共感の言葉から始めてみてもよいかもしれません。家族のおかれている状況から、「どんな様子ですか？」という言葉の裏にある気持ちも考慮したうえで、不安にさせないような対応をするべきでした。

Good Lさんの入浴時の湯温は、宗教上の教えで45℃だった。熱い風呂が血圧などに影響することを説明したが、下げてはもらえなかった。訪問のたびに血圧値を伝え、湯温と血圧の関連性について、あきらめずに繰り返し説明した。少しずつ理解してもらえ、「40℃でもいいよ」とLさんが言ってくれたのは1年後だった。
❶医療的な視点での根拠だけで押し付けるのではなく、利用者さんの価値観を尊重したうえで、それでも、身体が大事ということを利用者自身が納得して、行動変容できた例。毎回はこの件に触れない、タイミングをみて話すなど、しつこくならないように伝えていったことが良かったのでしょう。

主役は利用者さんとご家族

看護師は、自分たちが思っている以上に上から目線でものを言うという印象をもたれています。その原因は、「こうしなさい」という指示的態度になりがちだからです。その人に合ったケア方法を、「こうしたらどうか」と提案しながら、一緒に考え、その方にあった方法を一緒に見つけていく姿勢が大切です。在宅では利用者さんやご家族が主体であり、看護師はそのサポート役であることを念頭に置き、利用者さんやご家族の意見や考えを尊重した対応をしましょう。

---

column　物が散乱し、足の踏み場もないような居室では

療養環境として整備する必要があったとしても、勝手にものを片づけたり、捨てたりしてはいけません。誰にとって必要なものか、不要なものか、について一緒に考えるようにしましょう。

どうしてこのような環境になったのかをアセスメントし、強引に片づけるのではなく、本人も納得できるよう働きかけ、対処をしていきましょう。本当は片づけたいけれど、どうすればいいかわからないという方や、障害で片づけられない方もいます。

例えば、「転んでしまいそうで心配です。○○さんはどう思われますか？」など、本人がその環境をどう捉えているかを聞くきっかけをつくります。そして、対応を本人と考えていきましょう。

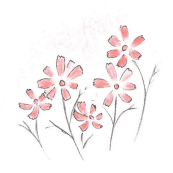

独自の介護方法に出会ったら

在宅では、私たち専門職がびっくりするような独自の介護方法や、生活のあり様に出会います。そんなケースを一部ご紹介します。

　このマークは、なるほどと感心と理解できたものです。
一般的な支援の参考にできる内容です。

　このマークのケースは、なるほど、びっくりという工夫ではありますが、私たちがその方法をほかの利用者には推奨しない方法です。

● 着替え編

　パジャマの縫い目が痛くないように、裏返しに着させる。

　パジャマのズボンの着脱がたいへんなので、ズボンははかずに大腿部までのレッグウォーマーをしていた。

● 排泄編

　脳性麻痺と加齢によりベッド中心の生活になった一人暮らしの男性。一人ではトイレに行くことができないため、ふた付きのガラスの空き瓶を手の届くところに置いて尿をとっていた。ふたをした状態で並べておき、ヘルパーさんが来たときにトイレに廃棄してもらっていた。

　難病で自力では動けない、寝たきりの方。オムツは敷いた状態で、腰巻をして尿器を終日当てていた。

　寝たきりで尿意のない男性。洗濯機の排水ホースをペニスに常時装着し、ホースの先にバケツを置いていた。安楽尿器の代用品。

　ビニール袋に息をふーっと吹き込んで穴が開いていないのを確認したうえで、ペニスに縛りつけて採尿をしていた。

11. 利用者・家族へのアドバイスのしかた

急に尿器が必要になったとき、空のペットボトル、蓋つきの空き瓶、惣菜の器などを工夫して使う。

 ポータブルトイレに移動するとき、娘さんが利用者さんにエプロン（前掛）を身につけさせていた。「こうすると前が見えないから、母も恥ずかしくないと思って」とのこと。ケアを受ける側の羞恥心に配慮した娘さんの思いを感じた。

● 介護の工夫編

 使い終わった紙オムツを干していた家族。ゴミで捨てるときに重くないようにするための工夫。

● 生活の質編

 脳性麻痺の50代の寝たきりの方。何も楽しみがなくてかわいそうと、そのお父さんが煙草を教えた。訪問時、ケアが一通り終わると、胸をぽんぽんと叩くのが「たばこ」の合図。1本口にくわえさせて、80代のお母さんが震える手で火をつける。1日1回の、唯一の楽しみ。

 お酒が好きな利用者さん。寝たきりになっても飲みたくて、らくのみで日本酒を飲み、いつも赤ら顔だった。かかりつけ医も長年のかかわりを踏まえて、「飲めなくなって、赤ら顔でなくなったら心配だね」と言い、暗黙の了解で見守った。

 農家や漁師の家の朝は暗いうちから活動が始まる。夜明け前に朝ご飯を食べ、陽の高いうちに夕飯を食べる。経管栄養も定時で飲む薬も、家族の生活時間に合わせている。

● そのほかにも

 ほんの少し汚れただけの紙オムツや尿とりパッドをとっておく家族。陰部ケアの際に使う。

本人の思いを第一に
― 3名のALSの方の意思決定支援より ―

episode

村松幸代

40代のA男さん。初めてお会いしたときに、経鼻栄養、気管切開、尿カテーテルを留置していました。「自分では何もできない状態で生きていくのは耐えられない」と、これ以上の延命処置は望んでいませんでした。妻は「生きていてほしい」と願っており、私も妻の気持ちを聞き、生きていれば子どもの成長を見守るなかで楽しいこともあると人工呼吸器をつけて生きることを支援しました。しかし、A男さんの気持ちは変わることなく最期まで自分の意思を貫かれました。

30代のL子さん。だんだん上下肢が動かなくなっていき、呼吸困難、嚥下障害と症状が悪化していく過程にずっと寄り添いながら、今後のことを一緒に考えました。「人工呼吸器をつけてでも、子どもたちの成長を見守りたい」という気持ちがあったL子さんでした。しかし「家族に迷惑をかけたくない」という思いから、自分の気持ちは決して家族に言いませんでした。私は、L子さんの気持ちを代弁しました。L子さんの両親と姉妹は、人工呼吸器をつけたL子さんの介護を引き受ける気持ちを表明しましたが、夫は最後まで悩んでいました。何回も話し合って、最終的に人工呼吸器を装着することになりました。10年に及ぶ在宅生活では、子どもの成長過程や介護する家族の病気、夫の長期出張などさまざまな出来事がありましたが、二人の子どもが巣立つまで自宅で過ごし、現在は子どもの活躍を楽しみに病院で暮らしています。

30代のS治さん。「食べることが大好きだから、食べられなくなって生きているのは自分には考えられない」と、延命処置は望んでいませんでした。そのとき食べられるものを思い切り食べていました。嚥下障害が進行してきても、いつも通り大きな一口で、どんどん口に入れてむせるため、私はドキドキしました。その食べる姿に圧倒され、吸引器を用意しつつも止めることはできませんでした。そして、亡くなる前日まで自分の思うままに食べ続け、最期まで生き抜きました。

三者三様の意思があり、どの決定にも正解はないと思います。私は、ご本人の思いを第一に支援することの大切さをすべてのケースから教えていただきました。

11. 利用者・家族へのアドバイスのしかた

12. 秘密の保持

仕事上で知り得た情報について、看護師には守秘義務があります。

守秘義務を守りましょう

- ☑ 訪問看護では、自宅というプライベートな場所に入ります。
  利用者さん、ご家族と密接にかかわっていきますので、他人に知られたくない事情に触れることがあります。個人情報については慎重に対応しましょう。
- ☑ 自分の住んでいる街で訪問看護をしていると、知人・友人宅に行くこともあるでしょう。それを察知した、共通の知人・友人から「○○さん、具合どう？」と聞かれることもあるかもしれませんが、守秘義務は守りましょう。自分の家族から聞かれたとしても同様です。

Good 利用者さんから、「あそこにステーションの車があったけど、あの家にも行ってるんだね」と聞かれたが、「ほかのおうちのことは、言えない決まりなんですよ」と笑顔で答えた。

Bad 利用者さんや介護者が「あなただけに話すけど、ほかの人には言わないでほしい」とM看護師に話した内容が今後の支援にかかわることだった。そのため、ステーション内で情報共有した。その後、N看護師が、利用者さんにその話題を出すと、「え！なぜ知っているの」となり、M看護師やステーションに対して不信感を持たれてしまった。

- ❗ 一個人に対し打ち明けられたとしても、それは今後の課題解決に必要な情報かもしれません。スタッフ間で共有するべきか判断に迷う場合は、先輩や上司に相談しましょう。このケースの場合、この話題に触れるのは最初に話を聴いたM看護師のみにするという共通認識が必要でした。

12. 秘密の保持

利用者の知られたくない気持ちを大切に

訪問看護などのサービスを使っていることを周囲に知られたくないと思っている利用者さんやご家族もいます。また、事業所名がわかる車両で訪問することを嫌がられる場合もあります。特に、精神科訪問看護の利用者さんの場合が多いです。事前に了解を得ておくこと、事業所名をマグネットで隠したり、事業所名の入っていない車で訪問する方法もあります。

ベテランの知恵

ステーション内で共有した情報でも、利用者さんやご家族が触れられたくないと思っている情報については、どのように扱うか記録に残しておきましょう。

---

column ご家族に緊急で連絡をとりたい場合

日中独居の事例。ある日訪問すると、利用者さんが心肺停止の状態でした。同居家族に急いで連絡をとる必要がありましたが、仕事中は携帯電話が通じないため、勤務先に電話して呼び出しをしてもらうと取り決めていました。ただ、職場にどこまで事情を話してあるのかわからず、自分の氏名のみ名乗り、呼び出しを依頼したところ、「折り返し電話する」という返事で、緊急事態であることが理解してもらえませんでした。電話対応をした人に「訪問看護の〇〇」と名乗るかどうか、状態をどこまで話すか、個人情報への配慮を考えると判断に困りました。

対応

- ご家族と緊急連絡先を確認するときに、電話を取り次いでもらう際、どのように伝えたらよいか、以下の内容を確認しておきましょう。
  - どのような場合なら緊急連絡先にかけてよいか
  - 「訪問看護ステーション〇〇」と名乗ってよいか
  - 緊急性をどう伝えたらよいか
- 判断できず困ったら、一度ステーションに電話して管理者などに対応を相談しましょう。
- 勤務先への伝えかたとしては「緊急事態なので、すぐに連絡を取りたい」「大変急ぐので」と急ぎであることを明確に伝えます。

13. 利用者・家族の訴えへの対応

　利用者さんやご家族は聞いてほしい気持ちから訴えるのです。思いに寄り添いましょう。

思いを傾聴し、気持ちを受け止める

- ☑ 利用者さんやご家族が突然泣き出す、怒り出すなどの感情表出があったときは、かける言葉が見つからなくても、思いに寄り添いましょう。

＊例)「何か気に障るようなことを言って（して）しまったでしょうか？」。

- ☑ 感情表出など特別な訴えがあったときは、ステーション内で共有し、その後の対応に生かしましょう。

苦情や不満の訴えを受け止める

- ☑ 他のスタッフのかかわりかたや態度などについて、苦情や不満の訴えがあったときは、まず気分を害してしまったことについて、率直に申し訳ないという気持ちを伝えましょう。

＊例)「嫌な思いをさせて、申し訳ありませんでした」。

- ☑ 直接クレームを伝えられたとき、「私は悪くない」「私の何がいけないのか」などと感情的にとらえないようにしましょう。言葉にしなくても表情から利用者さんに伝わるものです。
- ☑ その場で無理に解決しようとせず、じっくり聞いて相手の思いを受け止めましょう。
- ☑ スタッフに関する苦情や不満を聞いたときは、どのような状況だったのか具体的に確認し、上司に報告しましょう。

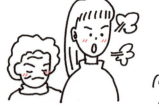
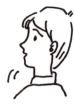

13. 利用者・家族の訴えへの対応

Bad「Oさんてさぁ、丁寧な言いかたをするけど結構きついんだよね」と利用者さんから不満がありました。言われたP看護師は、「そうそう事務所でも結構きついんですよね。怖い顔しているときもあるし」と同調して答え、しばらくその話題で盛り上がってしまいました。
そのことから「この前、OさんのことをPさんに話したら、悪口いっぱい言ってたけど、お宅のステーション大丈夫？」と、久しぶりに訪ねた所長に話があった。
- 利用者さんからスタッフへの不満や苦情があった際、簡単に同調してしまうと、事業所自体の信頼を損なうこともあります。

Bad 利用者さんの夫が、担当看護師Qに特別な感情を抱いていた。Q以外の看護師が訪問した日は、Q宛てに「なんで今日は訪問に来てくれなかったのか？」「渡したいものがあるから一人で自宅に来てほしい」などとQ個人に対して電話をかけてくるようになった。
- 相手を傷つけないように、「ステーション内のスタッフの都合で」と説明し、担当看護師を変更しました。

Bad もともと電気屋さんだったRさん。看護師はRさんが「何か意欲を持ってできることはないだろうか」と一緒に考え、ビデオテープをDVDにダビングする作業を一緒に行った。「自分でできるようになったから、看護師さんのも作ってあげるよ」と言われ、軽い気持ちでお願いした。出来上がりを渡されたときに「500円ね」と加工費を請求され、支払った。さらに次のときは1,000円を請求された。
- 看護の工夫で利用者さんのQOL向上のために、今までの経験を生かしたかかわりを考えることはとても大切です。しかし、個人的な依頼や金銭のやり取りはしないようにしましょう。個人宅に出向くので、看護師自身にも身を守る意識が大切です。

テテコの一言：看護は人と人とのかかわりで成り立っています

利用者さんやご家族と長くかかわれば、気を許す部分も出てくると思います。普段通りのケアを提供していても、相手によっては特定の感情を抱かれることもあります。相手に誤解を与えないように、仕事とそうでない部分の線引きは必要です。

14. 暴力やハラスメントを受けた場合

　暴力やハラスメントは訪問看護の場面でもあり得ます。利用者さんやご家族との関係は良好に保ち、お互いに不快な思いをしないように気をつけなければなりません。「どちらが悪い」ともめ事にならないように、節度と一定の緊張感をもって対応します。

暴力やハラスメントに遭遇したとき

- ☑ 深呼吸をして落ち着きましょう。
- ☑ 感情的にならず、冷静に対応しましょう。
- ☑ 一時的に訪問先の部屋や家を出て、相手と距離を置きましょう。
- ☑ 身の危険を感じたら、逃げましょう。
- ☑ 緊急性を感じたら、その場で上司に連絡しましょう。
- ☑ 時間や客観的な事実を記録に残しましょう。

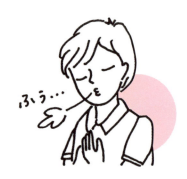

あなたの施設の決まりごとをチェック！（記入しましょう）

- ☐ 訪問先からの緊急の連絡方法は？
- ☐ 事業所内での報告や情報共有の方法は？
- ☐ 暴力やハラスメントを受けたスタッフへのサポート体制は？
- ☐ 事業所以外の相談窓口は？
- ☐
- ☐

14. 暴力やハラスメントを受けた場合

こんなことも ありました

事例1 シャワー浴で、看護師が利用者さんの陰部を洗っていると「もっと洗って」「まだまだ」と長い時間洗うよう求められた。この時点で看護師は内心おかしいなと思っていた。1週間後の訪問時も、同じように陰部を長い時間洗うように求められ、洗い終わっても、看護師の手をつかんで自分の股間に持っていった。
　「こんなことをされるなら、もう訪問できませんよ！　申し訳ないですが奥さんにも話さないといけなくなりますよ！」と伝えたところ、行為はなくなった。

事例2 60代の独居男性。「○○さんのおっぱいに触りたい」とステーションの緊急携帯にショートメールが届いた。看護師は訪問に行くのが怖くなっていた。
　しかし、糖尿病やアルコール依存症があり、生活全般を整えるために訪問看護の継続は必要と考え、サービス担当者会議を開いてもらい、複数名訪問看護加算を算定しながら看護師2名で訪問するようにした。その後、訪問中は何もないが、性的な内容のメールは時々届いていた。夜になると酒を飲み、さびしくなってメールしてしまうようだった。このメールに関しては、あえて触れず毅然とした態度で訪問を続けた。

事例3 寝たきりのSさんの介護者。看護師の一挙手一投足をチェックしていて、ケア時の湯の量、温度、ごみのまとめかたなど細かく要望してきた。声を荒げて罵倒することが多く、何人もの看護師が萎縮してしまい訪問できなくなった。所長を何度も呼びつけ、ついに、法人の代表に電話をかけるよう強要した。組織として、これ以上のかかわりは困難であると判断し、訪問を終了した。

自分だけと思わず共有しましょう

　怖い思いや嫌な思いをしても「大したことではない」と心に秘めたままにしていませんか？　「自分の対応に非があったのだろう」と自分の行為だけを反省していませんか？　同じような思いをしているスタッフがいるかもしれません。そのような体験は、ステーション内のスタッフで共有し、防止・改善策をみんなで話し合いましょう。

テラこの一言

15. 生活の場で看護を提供するということ

　生活の場で看護を提供するため、病院で勤務していたときには考えられない、びっくりするようなことに遭遇するかもしれません。以下に具体的にあげていきます。

利用者以外の家族などに関すること

- ☑ 利用者さんの孫、ひ孫、小児の場合は兄弟などの乳幼児がケア中に近づいてくることもあるでしょう。利用者さんだけでなく、そのご家族の安全にも配慮してかかわりましょう。
- ☑ 訪問先で利用者さん以外の人が体調を崩しているときは、ほかにご家族がいれば基本は、その方に対応してもらいましょう。
- ☑ 急を要するとき、看護職として、一時的な状況判断と応急処置を実施し、引き続きご家族がどのように対応すればよいかをアドバイスします。もしほかに誰もいないときは、ほかのご家族に連絡をとります。
- ☑ ご家族が意識消失や呼吸停止など重篤な状態に陥ったときには、救命を第一に考え、ステーションに連絡をとりながら救急搬送をしましょう（管理者は担当ケアマネジャーなどに連絡し、連携や協力を得る必要があります）。

> **Good**　訪問時、介護者の腕に巻かれた包帯に滲出液がにじみ出ていた。どうしたのか聞くと、草取りの作業中に腕にけがをして自分で処置をしたとのことだった。「ちょっと見ますね」と声をかけ、患部を開くと滲出液が溜まり、発赤していた。応急的に、洗浄とガーゼ保護をして、「感染を起こしているかもしれないから、病院は受診してくださいね」とアドバイスした。

ペットに関すること

利用者さんやご家族が大切にしているペットの話題からコミュニケーションが広がることもあります。一方で、衛生面や安全性など配慮が必要です。

☑ 訪問先でペットを飼っているときには、契約時に看護師のケアや処置に差し支えがないかを確認します。

☑ 訪問時はペットを別室にできるかどうか確認しておきましょう。

＊衛生面の問題
＊足や尻尾を踏みつける可能性
＊ケアに専念するためペットの相手ができないこと　などを伝えます。

☑ 訪問時にペットに関する約束ごとがあれば尋ねておきましょう。

＊退室時にはドアを開けたままにしない
＊出入り口の限定　など。

動物が嫌いだとしても……　〜テラこの一言〜

ペットについては、「飼っている」と答えた人の割合が、34.3%というデータがあります（平成22年度世論調査より）。飼う理由として「生活に潤いや安らぎが生まれる」を挙げた人の割合が61.4%と最も高く、以下、「家庭がなごやかになる」（55.3%）、「子どもたちが心豊かに育つ」（47.2%）、「育てることが楽しい」（31.6%）などの順になっています（複数回答、上位4項目）。

上記のような調査結果を見ると、ペットと暮らしている利用者さんを訪問する割合も高いといえます。もし、あなたが動物嫌いであっても、「嫌い」と伝えるより、「生き物が苦手で」「アレルギーがあって」などと伝えるほうが相手は不快にならないでしょう。他人にとっては「ペット」でも、飼っている方にとってはかけがえのない「家族」であり、療養生活の潤いになっていることもあります。

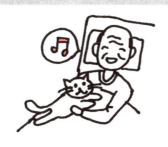

15. 生活の場で看護を提供するということ

害虫に関すること

- ☑ 虫が出ても落ち着いて対処しましょう。思わず大きな声を出してしまい、利用者さんやご家族に不快な思いをさせてしまったときは、その場で謝りましょう。
- ☑ アリ、ゴキブリ、ハエや蚊など、利用者さんの身体に影響を及ぼす可能性がある場合は、家族にその旨を伝え、駆除するようお願いしましょう。
- ☑ 害虫が出たときの対処方法を知っておきましょう。

＊例）スズメバチ→駆除する機関に連絡する。
　　　ムカデ→熱湯をためたバケツに放り込む。

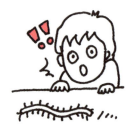

訪問先の環境に関することを話題にするとき

- ☑ 看護師のために、利用者さんに冷暖房をつけてもらうことを要求することはやめましょう。
- ☑ 家の中を、なめ回すような見方はしないようにしましょう。

＊特に洗面所、浴室、台所などはご家族にとってプライベート空間であり、他人には見られたくないところです。しかし、一方で家の中にはその方の生きざまや生活歴、価値観など、利用者さんを理解するうえで貴重な情報がたくさんあります。必要なときには「見せていただいてもよいですか」と声をかけ、了承を得てから見るようにしましょう。

- ☑ 家のなかが「汚い」「きれい」など、その家を評価するような言葉は避けましょう。「きれい」と言われると、いつもきれいにしておかなければと重荷に感じる人もいます。
- ☑ 利用者さんやご家族の了解なく、看護師の価値観で片づけることは避けましょう。看護師が不要だと思った物でも、勝手に捨てないようにします。ご本人にとっては大切なものかもしれません。

初回訪問時、床がベタベタして靴下が貼りつくような感じだった。
気持ち悪く感じて、看護師は拭き掃除をした。後日、「余計なことはしないでくれ」と、ご家族から苦情の連絡があった。
❶ 掃除は、訪問看護師の役割ではありません。ただし、ガラスが割れた、水がこぼれたなど、利用者さんの動線上安全を損なう場合には応急的に対応することもあるでしょう。対応したことはご家族に伝えることも必要です。

私物の管理について

- ☑ 看護師の私物の管理について、ステーションの中で取り決めておきましょう。
- ☑ 忘れ物や紛失に備えて、持ち物には名前を書いておきましょう。
- ☑ 状況により私物の携帯を持参する場合、サービス提供中はマナーモードにしましょう。基本的に、訪問中は私用では使いません。

あなたの施設の決まりごとをチェック！（記入しましょう）

- ☐ 訪問先の利用者さん以外の体調変化など、早急に対応する必要がある場合の連絡手順は決まっていますか？
- ☐ 携帯電話や財布などの私物の持参について、約束事はありますか？
- ☐ 免許証を携帯するのを忘れないような工夫はありますか？
- ☐
- ☐
- ☐
- ☐

15．生活の場で看護を提供するということ

16. 訪問看護の暑さ・寒さ対策あれこれ

訪問看護は、季節やその日の天気の影響が大きい仕事です。天候による自己管理や利用者さんへの影響を考えることが大切です。

日々、天気予報を確認しながら、準備しましょう。

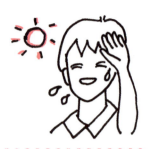

暑さ対策

- ☑ 水で濡らすとひんやり感を得られるような市販の冷感タオルやクールパットなどを首に巻くとよいでしょう。
- ☑ 訪問には、水分や塩あめを持参し、こまめに補給しましょう。
- ☑ ハンカチやタオルは多めに用意するとよいでしょう。
- ☑ 事業所によっては、塩飴や保冷剤が置いてあり、訪問前後に使用するところもあります。
- ☑ 汗をたくさんかいたときには、汗拭きシートや制汗剤を使うとさっぱりします。あまりにひどいときには着替えるとよいでしょう。

寒さ対策

- ☑ 保温効果のあるシャツをユニホームの下に重ね着します。
- ☑ 手袋や耳あて、ネックウォーマー、レッグウォーマーなどで保温に努めましょう。
- ☑ 自転車での移動の場合、特に手が冷えるので、ディスポ手袋の上に炊事用手袋を重ねると効果的です。
- ☑ 冷えた手で利用者さんがびっくりしないように、カイロをポケットに入れ、手を温めてから触れるとよいでしょう。
- ☑ 聴診器や血圧計、パルスオキシメーターなどが冷たくなっているときは、手でこするなどして、少し温めてから使いましょう。

☑ 在宅で訪問看護を始める前に手を洗う際、お湯で手を十分温め、冷たくないことを確かめましょう。

こんなことも ありました

暖房器具のないお宅では、全身清拭時に衣服を脱ぐため寒さが心配でした。そのため、ステーションで使っている電気ストーブを持参して使いました。お湯の準備ができないお宅には、ペットボトルや水筒でステーションからお湯を持参することもありました。

16. 訪問看護の暑さ・寒さ対策あれこれ

column 雪や猛暑への対策と自分自身の健康管理

雪深い地域では、雪かき用のスコップを訪問車に常備し、訪問先の玄関までの雪かきから支援が始まると聞きました。静岡県の平野部では雪が積もるのは10年に一度程度。私たちは雪の苦労を知りません。数センチでも積もると、雪道に不慣れな市民は徐行運転となるため大渋滞が発生するのです（雪国の皆さん、ごめんなさい？!）。

夏は夏で、炎天下で熱し切った訪問車で噴き出す汗。車内のエアコンも効かないうちに訪問先に到着。特に入浴介助の時は、全身汗びっしょりになって倒れてしまいそうですよね。

訪問看護は季節とうまく付き合わないと成り立たない仕事です。しっかり食べ、しっかり水分も摂って、暑さ寒さで体調を崩さないよう、自分自身の健康管理が大切です。体調を良く過ごせる自分なりのパワーアップ食品を探してはどうでしょうか。また、温泉やマッサージに行くなど、自分なりのリフレッシュ方法を見つけるとよいでしょう。

次の朝には元気に訪問看護に出かけられるように、自分の体のいたわりかたを知っておきましょう。

episode 「家に帰りたい」を支える力　　　浅沼起世枝

　かわいい笑顔が印象的なアンさんは、長年患っているがんのため病院で闘病生活を送っていました。下肢の浮腫が強く自分で動くことは困難なため、車イスへの移動には３～４人の介助が必要な状況でした。病院の医師や看護師の誰もが、退院は無理だと思っていました。それでもアンさんは自宅に帰りたいと希望し、ご主人の協力を得て１週間だけ一時退院ということで自宅に帰ってきました。

　訪問看護師は二人で訪問し、傷の手当とシャワー浴の介助を行いました。シャワーキャリーへの移動は回転ボードを使用し、アンさんも感覚の鈍い足に一生懸命力を入れ、上手にできたときには一緒に喜びました。また、ご主人はリンパ漏で濡れたガーゼの交換や、夜は隣につけたベッドでアンさんを見守り、精神的に支えていました。

　あっという間に１週間が過ぎ、その間に迎えた誕生日には「旦那が作ってくれた麻婆豆腐を食べた」とのことでした。ご主人が慣れない手つきで作ってくれた麻婆豆腐は何物にも代えがたい力をくれたことでしょう。このときのアンさんの笑顔を見て、私は、きっとアンさんはまた自宅に戻ってくると確信しました。

　そして10日後、自信をつけたアンさんは本当に退院してきたのです。私たちは、座骨に痛みがあるアンさんのため体位をミリ単位で調整し痛くないように工夫したり、アンさんの好きなアロマの香りでリラックスできるようにしたり、少しでも快適に過ごせるよう支援しました。介護のために関西から来ている母親と私たちのぎこちない関西弁のやりとりを聞き、アンさんはいつも笑っていました。

　退院して１カ月後、アンさんの意識は薄れて、再び入院になりました。それでも、在宅医のいない状況で２回も自宅に帰り、意識があるギリギリの状態まで過ごすことができたのは、ご主人と母親の３人で過ごす家族の時間が生きる力になったおかげだと思います。私たちにもそのお手伝いができたかな、とアンさんの笑顔を思い出しながら考えています。

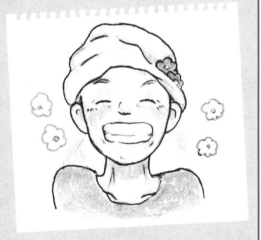

episode 私の父のこと

赤堀奈緒子

　私の父は、肺がんの肝転移で治療ができなくなると、母と弟夫婦の介護で在宅療養を始めました。私は勤務しながら、可能な限り会いに行きました。

　まだ10月なのに、父は「年越しそばはどうするんだ？」と言うなど、認知症状がありました。最後となったお正月、孫たちが小さい頃からしている恒例のカルタ遊びでは、絵札を並べるはしから父がどんどん集めてしまい、家族みんなで大笑いしました。移動が困難になってからの入浴介助では、蛇口から手を離してくれず「お父さん、やめて！」と叫びながら奮闘しました。

　昏睡状態になり、食事が摂れなくなると、母は経管栄養を希望しました。死期が近づいてくるなか、私は自然な形で見守ればよいと話しましたが、母は納得せず「あなたはお父さんが早く死んでもいいんだね！」と言いました。結局、母の意向で経管栄養を始めましたが、すでに消化吸収の機能も衰え、毎日が水様便でした。意識があればお腹が痛かったことでしょう。でも、その1週間は、母が父の死を受容するために必要な時間だったのだと思っています。

　その日の昼過ぎ、呼吸が不規則になっていると連絡があり、実家へ急ぎました。父は、いつもと変わらぬ穏やかな表情で目を閉じていました。父がよく買ってくれた焼き芋屋さんの焼き芋をみんなで食べながら見守りました。夕方、わたしの夫や子どもも駆けつけ、身近な家族が揃って父を囲み、「ありがとう」と声をかけました。

　やがて下顎呼吸になり……、弟は「タバコ吸わせてやりたい」とタバコに火をつけ父の口元へもっていきました。そして「酒を飲ませてやりたい」と、酒を浸した脱脂綿で乾いた口を拭いました。その後、家族みなで見守るなかで父は亡くなりました。

　お酒とたばこが大好きだった父でしたが、病気のために我慢させていたのを弟は不憫に思っていたのでしょう。訪問看護師として多くの看取りを経験してきましたが、弟の行動にはびっくりしました。住み慣れたわが家での父の最期に、たくさんのありがとうを伝えられたと思います。

　そして、通夜での死に水はお酒でした。父とのお別れに参列した方たちから、父は生前、我慢していたお酒で何度も口を拭ってもらいました。

17. 看看連携について

　病院、診療所、施設、在宅サービス、特別支援学校ほか看護師が働く場所はたくさんあり、看護師同士が連携する場面も多くあります。円滑な連携が、利用者さんのケアの質を高めます。

お互いを知ること

- ☑ 同じ看護職であっても、所属先によっては処置できる内容が違います。資格としてできる医療処置と、勤務先の業務として対応可能な医療処置は異なります。
- ☑ 在宅で働く看護師は利用者の生活全般を含めて医療面をみていますが、病院、診療所の看護師は医療面優先になりがちです。視点が異なるのは当然です。大切なのは、互いの考えを共有し、利用者にとって最善のアセスメントにつなげることです。

アサーティブに伝え合うことが大切

- ☑ 互いの業務や役割を認識したうえで、利用者中心の話をしましょう。
- ☑ 連携先が「情報をくれない」と言いがちですが、連携の始まりはまず、こちらから発信していくことです。
- ☑ 互いの支援が良い結果をもたらしたことを報告する機会をつくり、認め合うことが、その後の看護の質の向上につながります。また、連携しやすい関係づくりにもなります。
- ☑ デイサービスや訪問入浴などの看護師と医療処置について打ち合わせするときは、直接看護師同士で話をするほうが細かいことは伝わりやすいです。情報共有したことは、ケアマネジャーに報告しておきましょう。
- ☑ 2カ所以上の訪問看護事業所が同じケースを訪問する場合、状態をファックスや電話で報告し合いながら連携します。

Good 退院カンファレンス時、病棟看護師が「今後はムース食が必要です。作れないと思いますから、購入してください」と、ご家族にカタログを差し出した。1食500円もするもので、介護するお嫁さんは困り顔でその話を聞いていた。そこで、訪問看護師から「作るのはどうですか？」と確認したところ、「朝、昼は私が作れると思います」と答えられた。

❶ 病棟看護師は家族に作れるかどうかを確認せずに、購入前提で話を進めていました。訪問看護師は、病棟看護師の提案を否定するのではなく、介護者の能力や経済面に配慮して調理してみないかと提案したのです。

資格としてできても、業務としてできない処置

利用者さんから「えーっ！同じ看護師なのにやってくれないの？！」と言われることがあります。デイサービスやショートステイ、入浴サービスにかかわる看護師は、そのサービスを安全に提供するための配置なので、摘便や吸引、褥瘡処置などは対応できないことがあります。

看護師が医療処置をどこまで行うかは、事業所によって異なります。どこのデイサービスでも同じというわけではないことを理解していただきましょう。

ちょこっと一言

column 相互研修はお互いを知るチャンス

近年、互いの看護対象や業務を知るため、病院と訪問看護事業所間とで相互研修を行うことが増えています。訪問看護師が病院看護師と同行訪問して、訪問看護師が医療面だけでなく生活面、家族支援、在宅での多職種連携を丁寧に行っていることを知ってもらうようにしましょう。また、病院看護師は、独居や医療的ニーズが高い方などは在宅療養は無理と判断しやすいのですが、そういった対象も含めて在宅療養している実際を知ってもらうよい機会です。研修時にはたくさんコミュニケーションをとって、顔の見える、話しやすい関係を作りましょう。

17. 看看連携について

18. 医師との連携について

　訪問看護で連携する医師は、診療所を経営している院長や総合病院の勤務医など立場が多様です。病院内での連携では直接会うこともできますが、在宅の場では組織が別であるために同じような連携はとりにくく、特別な配慮が必要です。

医師への連絡方法

　多忙な医師との連携は、相手の時間にも配慮して丁寧な対応を心がけましょう。
- ☑ 報告は、簡潔明瞭に行いましょう。SBAR（エスバー）、2チャレンジルール、CUS（カス）などの手法（次ページ以降参照）の活用も効果的です。
- ☑ 報告する際は、情報を整理しメモにまとめてから伝えましょう。
- ☑ 連絡方法については、時間帯・連絡先（診療所・携帯・自宅）・連絡ツール（電話、ファックス、メール、ICTなど）を確認しておきましょう。

訪問看護師は利用者の代弁者

　利用者さんやご家族がどのような医療を受けて、どのように暮らしたいと考えているのか、訪問看護指示書を出している主治医と訪問看護師は情報共有しておくことが大切です。また、訪問看護師には、利用者さんやご家族の代弁者という役割があります。
- ☑ 必要時は、訪問診療に同席しましょう。利用者さんやご家族は、医師を目の前にすると、緊張して思ったように話せないことがあります。
- ☑ 伝えたいことをノートなどに書いておき、訪問診療時に見てもらうのもよいでしょう。
- ☑ 事前にファックスや電話で情報を伝えることもよいでしょう。
- ☑ 皮膚の状態など診察してほしいことは、ご家族に伝えておきます。ご家族が忘れてしまうことも想定して、訪問診療に同行する先方のスタッフにあらかじめ伝えておくとよいでしょう。
- ☑ 利用者さんやご家族から医師に伝えにくいことは、どのような表現にしたらよいか、具体的な言葉を提案するとよいでしょう。

●連携に役立つ伝達方法

SBAR(エスバー)

　SBAR(エスバー)とは、「Situation(状況)」「Background(背景)」「Assessment(評価)」「Recommendation(提案)& Request(依頼)」の頭文字をとったもので、他者にわかりやすく情報を伝えるための手法です。多忙な医師と訪問看護師の間で、重要な情報をスピーディーかつ簡潔明瞭に伝えることで、利用者さんへの対応を迅速、かつ確実に行えます。
　SBARで報告する際の例を示します。

SBARで訪問看護師から主治医への報告例

Situation(状況) 患者に何が起こっているか	「にんていステーション看護師の富士山です。茶摘町にお住まいの桜海老蔵さんですが、腹痛ありと連絡をもらい、訪問しました」
Background(背景) 患者の臨床的な背景は	「3日前から便がなく、腹部膨満著明、腹鳴弱く、金属音も聴こえます」
Assessment(評価) 問題に対する自分の考えは	「半年前にも同じような症状でイレウスになっているので、私は心配です」
Recommendation & Request(提案と依頼) 問題に対する私の提案と、 だから何をしてほしいか	「先生の診察が必要だと思いますが、いかがでしょうか」 「救急搬送でもよろしいでしょうか」

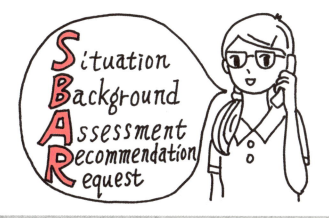

18. 医師との連携について

2チャレンジルール

　2チャレンジルールとは、1回目の問いかけを相手に聞き入れてもらえなかったとき、もう一度あきらめずに勇気を出して発信してみる方法です。
　例）
　看護師「○○と思うのですが」
　医　師「そんなことない。このままの指示でよいです」
　看護師「でも、△△という変化があるので、どうでしょうか」
　2回目は、同じことをただ繰り返すのではなく、必要な情報を追加したり表現を変えたりします。

CUS（カス）

　CUS（カス）とは、本当に大丈夫だろうかと、不安に感じたことを、率直に声を上げて相手に伝えるためのツールです。
　例）
　末期がんの患者さんに、点滴を500mL×2本を毎日実施していた。浮腫は全身に拡がり、痰の量が増えてきた。主治医に報告したが、「家族が望んでいるからそのままの指示で」と言われた。痰の量がさらに増え、呼吸苦が出現する危険があったため、訪問看護師は躊躇して、再度主治医に相談した。

C：I am Concerned わたしは気になります	「点滴2本を続けていてよいでしょうか。気になります」
U：I am Uncomfortable わたしは不安です	「このまま続けるとさらに痰が増え、苦しくなるのではと不安です」
S：This is a Safety issue これは安全の問題です	「これは安全の問題です。続けていてよろしいでしょうか」

episode 「ぶっつけ本番になるだらなあ」　　　　和田都子

18. 医師との連携について

　肝臓がん末期で、妻と二人暮らしの森夫さん。肝性昏睡と発熱で意識が混濁していました。訪問看護の利用開始から間もなくて、看護師は病気を知っての思いや、これからの過ごしかたなどは、まだ、お聞きしていませんでした。

　往診に同席した際、妻に森夫さんに残された時間がわずかであることが説明されました。妻は何度も森夫さんに「お父さん病院行く？　家にいる？」と聞きました。森夫さんは目も開けられません。子どもも兄弟もなく、妻に相談相手はいないと聞いていました。妻はどこで最期を迎えるか決定できず、私がその支援を引き受け、往診は終了しました。

　入院治療するなら、時間的余裕はありません。私から妻に「外来で一緒に話を聞かせてもらったとき、先生からどこで最期を迎えたいかを聞かれて、お父さんは『ぶっつけ本番になるだらなあ』と言っていましたね。その時が近づいているみたいだから、もう一度お父さんにどうしたいか聞いてみましょうか」と話し、黙ってうつむく妻に森夫さんの手を握ってもらいました。

　「お父さん病院行く？　家にいる？」と尋ねる妻に、森夫さんは何とか目を開け、かすれた声で「うちにいるよ」と返事をしました。その後、「お前はそれでいいだか？」と朦朧としていた森夫さんが、そのときだけはしっかり妻の方を向き、二人の目と目が合いました。翌日、二人だけの時間に苦しむことなく森夫さんは旅立ちました。

　森夫さんは、亡くなる1週間前の外来では、死を「ぶっつけ本番」だと感じており、まだまだそこに考えが及んでいなかったのでしょう。妻が恐る恐る森夫さんに問いかけたとき、森夫さんはそんな妻の手を握って、「生ききる場所」を「自宅」と決めたのでした。

　訪問看護師には、利用者さんの意思決定にかかわる役割があります。利用者さんの何気ない言葉の中にもその方の感性、生きてきた歴史や物事に向かう姿勢が垣間見えることがあります。利用者さんが発した言葉をご家族にお伝えし、その思いや考えをつないでいくことを私は大切にしています。

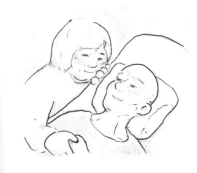

19. 多職種連携について

　福祉系の職種と医療系の職種では、教育課程が違い、学んできたことも違います。職種によって教育課程は違い、学んできたことも違います。他職種の専門性や役割を意識し、相手を尊重したかかわりを心がけましょう。

在宅介護サービスのスタッフとの連携

- ☑ 医療用語は、必要最小限にとどめ、わかりやすい言葉を選びましょう。
- ☑ 共有したい情報は、ケアマネジャーに報告して、他職種に伝達してもらいましょう。
- ☑ 看護師は他職種から「上から目線」「怖い」というイメージをもたれることが多いようです。地域のチームメンバーとして、看護師から歩み寄る気持ちを持ち、話しやすい関係を作りましょう。
- ☑ ケアや処置方法の共有についてはノートなどを活用し、読みやすい文字や図で表現しましょう。
- ☑ ケアの目的や処置方法などを多職種で共有する必要があると感じたときは、臨時のカンファレンスを提案しましょう。

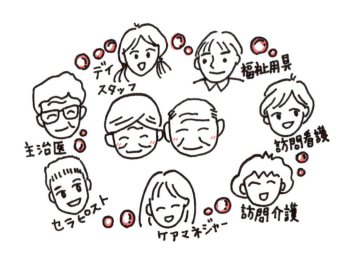

19. 多職種連携について

Bad ヘルパーと看護師の同行訪問時、ヘルパーがケアについて、「この方法のほうが利用者さんが楽ではないでしょうか」と提案した。
しかし、看護師はその言葉を無視して、自分のやりかたを押し通した。
それ以降、ヘルパーは意見を言えなくなった。利用者さんからも、「あの態度にはびっくりしたし、怖かった。ヘルパーさんの言ったようにやってほしかった」とほかの看護師にクレームがあった。
- その後、多職種でケア方法についてカンファレンスし、利用者の希望する方法に統一しました。

Good 日中独居の利用者さん。お勤めしているご主人と会う機会はほとんどなく、電話でのやりとりもそっけなかった。訪問時、気がかりなことを連絡ノートに書き留めても、ご主人から連絡をいただくことはなかった。
ケアマネジャーもご主人への対応に苦慮しており、支援者のみでサービス担当者会議を開催し検討した。情報共有するなかで、看護師はフルタイム勤務しながら家事全般、介護を一人で担っているご主人は、たいへんな思いで日々を暮らしているととらえた。連絡ノートに訪問状況を記入する際、ご主人をねぎらうため、ご主人へのメッセージを残すことにした。たとえば、「いつもご利用いただきありがとうございます。暑くなってきましたが、ご主人は体調いかがでしょうか？」など。
これに対し、相変わらずご主人からノートへの書き込みはなかったが、ノートを通じて依頼した物品はすぐに用意されるようになった。
- ケアマネジャーを含めて情報共有をした結果、家族へのかかわりに工夫ができたケースです。

理詰めや感情で押し通すような会話になっていませんか？

テラこの一言

看護師がアセスメント内容を他職種やケアマネジャーに伝えるとき、一方的に間髪入れずに話してしまうと、あまりの強さに相手は引いてしまうかもしれません。こうするべきと決めつけるような表現をすると、その強引さだけが先に立ち、相手も感情的になって理解を得られないかもしれません。
同じ方向で理解するためには、強引に進めるよりも一緒に考えようと働きかけるスタンスが大切です。そのためには、相手の考えを十分に聞いたうえで、医療的なことや訪問看護師の考えを話すようにしましょう。

20. 小児へのかかわりかた

　訪問看護師は、病気や障害を抱える小児と、ケアするご家族の生活を支える一番身近な医療者になります。医療依存度の高い小児の場合、ご家族は医療ケアを病院でマスターしていることがほとんどです。訪問看護師には、その医療ケアが安全に継続されるようにフォローすることが求められます。訪問看護師は、医療的な観察やケアが必要な小児、ご家族のサポーターなのです。

　小児に初めて訪問するのはドキドキしますが、疾患や医療ケアについては実際にかかわりながら学び、小児やご家族から教えてもらう心もちで訪問に行ってみましょう。

　ほかのステーションとの勉強会や情報共有も多く行われています。

大切なのはあたたかい声かけとスキンシップ

- ☑ ケアや処置をするときには、安心できるようにやさしく撫でて言葉をかけましょう。ケアが終わったときには「頑張ったね」とほめてスキンシップをとりましょう。
- ☑ 障害や病気のためにコミュニケーションがとりにくい子どもも、その子なりのサインを出しています。そのサインを見逃さないように、愛情深くかかわりましょう。

かかわりのキーワードは、発達・健康・生活

- ☑ 子どもとご家族を包括してかかわりますが、通常の訪問時は子どもと母親にかかわることが多いです。信頼関係の第一歩として、それぞれの名前の呼びかたを確認しておきましょう。きょうだいの名前も覚えておきましょう。
- ☑ その子なりの成長発達や健康（安定した）状態を、ご家族と一緒に確認しましょう。
- ☑ 子どもに医療ケアがある場合、とくに不安を抱えています。看護師には、ご家族が相談しやすい雰囲気作りや、コミュニケーションスキルが必要になります。

- ☑ ご家族が困っていることは何か、それに対し看護師がどこまでケアできるのかを一緒に考え、訪問看護で可能なサポートを具体的に伝えましょう。
- ☑ 「心配なことがあったら、いつでも電話して下さいね」の一言は、ご家族の心の支えになり、在宅生活の安心につながります。
- ☑ 観察や医療ケアを一緒に行い、小さなことでも良くなっていることや良い反応を見つけ、一緒に喜びましょう。
- ☑ ご家族が頑張りすぎていたり、疲れていたら、自分の時間をとることやレスパイトの利用を勧めましょう。その際に、看護師が社会制度や地域の社会資源の情報をもっていれば役立ちます。

＊公益財団法人日本訪問看護財団の「小児訪問看護ガイドライン」が参考になります。
http://fields.canpan.info/report/detail/20944

- ☑ 子どもが入院したり状態が変化したときなど、様子うかがいやねぎらいの電話をかけるなど、心遣いが必要なときがあります。
- ☑ 医療、介護、福祉などサービス関係者と円滑な連携をとり、チームで支えていきましょう。
- ☑ 小児を支える在宅療養環境は、まだまだ不十分です。療養の現状を知ってもらえるよう、発信していきましょう。

こんなこともありました

　先天性多重奇形のTちゃん。看護師は訪問に行くと、お母さんと一緒に医療処置を行っていました。お母さんはTちゃんに声もかけず、無表情で淡々と処置をこなしており、看護師が休養を勧めると「あ、じゃあ」と言って2階に行き、訪問終了時間になると降りてきていました。看護師は、その愛情の感じられない言動に不安を感じていましたが、里帰り期間が終了して、県外の自宅に戻られることとなり、訪問看護は終了となってしまいました。その後、お母さんから手紙が届き、そこには、以下のような内容が書かれていました。
　「お世話になりました。はじめは奇形のあるTちゃんに愛情を感じられなかったけど、看護師さんと一緒に世話をするうちに、とてもかわいく思えるようになりました。週2回の訪問看護は、本当に楽しい時間でした。ありがとうございました」。

21. 精神障害の利用者への配慮

　精神障害を抱える在宅療養者への訪問看護が近年増えてきています。利用者さんは、他者とのコミュニケーションが難しく、地域社会の中で生きづらさを抱えています。訪問看護は、社会とのつながりの一部になります。看護師と利用者さんと信頼関係を作っていくためには、特にコミュニケーションのとりかたに配慮が必要です。

利用者ごとのルールに注意

- ☑ 訪問予定の日時は、あらかじめ伝えておきましょう。利用者さんには心の準備が必要です。約束の時間からずれるようなら、前もって連絡しましょう。
- ☑ 事業所名の入った公用車で訪問してもよいかどうかを確認しておきましょう。
- ☑ 不安を助長するような状況にならないよう、その人によって異なるルールは確認し、共有しておきましょう。

＊例）携帯電話の呼び出し音が、電波ジャックされ世界が支配されている音だという妄想を持っている利用者さん。訪問するときは、携帯電話が鳴らないようマナーモードにしておく。

傾聴と観察がポイント

- ☑ 利用者さんと正面に向き合った位置よりも、斜めに腰掛けるほうがよいでしょう。
- ☑ 利用者さんの話を、うなずきながら傾聴しましょう。
- ☑ 話を聴きながら、表情、視線、言葉遣い、身体の動き、会話が成り立っているかなども注意深く観察しましょう。
- ☑ 遠回しな表現は理解しにくいので、はっきりと具体的に伝えましょう。
- ☑ 一度に多くのことを伝えても、順番に理解するのが苦手な場合が多いです。一つずつ段階的に説明しましょう。
- ☑ 躁状態のときには話が止まらなくなったり、歌い出したりします。看護師までハイテンションになると、躁状態に拍車をかける可能性があるため、

落ちついて対応しましょう。
- ☑ うつ状態のときは、訴えを否定したり、むやみに励ましたりせず、ひたすら傾聴し、本人が自分で答えを出せるように待ちましょう。
- ☑ 幻覚・妄想の訴えがあるとき、事実かどうかに注目するのではなく、それにより起きている感情を受けとめましょう。

＊例）「隣の人に悪口を言われてつらい」と幻聴症状のある利用者さん。
　　　× 「どんなことを言われたのですか？」
　　　○ 「隣の人に悪口を言われてつらいのですね」

ご家族も精神科訪問看護の対象

- ☑ ご家族もストレスを抱えています。利用者本人のいないところで、ねぎらいの声をかけ、ご家族が感じている生活上の困りごとも聞いておきましょう。
- ☑ 訪問看護の対象は、「精神障害を有するもの又は、その家族等である」です。精神症状などで本人に会えない場合、家族から様子を聞き、助言をすることもあります。

Good Uさんは、双極性障害の60歳代の独居の女性。時々関節が痛くなり、痛みが続くと不安な気持ちから救急車を呼ぶ。そのたびに家族は病院に駆けつけるが、治療を受けることなく帰ることが続いた。訪問看護が導入されることになり、定期的に訪問するうちに、Uさんは看護師が来ることを楽しみに待ってくれるようになった。自分の生い立ちや関節の痛みなどの相談をするうちに、徐々に痛みの訴えが減り、緊急受診することもなくなった。

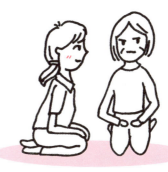

22. 人生の最終段階にある方や家族とのかかわり

　在宅療養を支援する訪問看護師にとって、住み慣れたわが家で、人生の最終段階を過ごす人に寄り添うことは大きな役割の一つです。
　そんな場面でのコミュニケーションや配慮を考えてみましょう。

つらい話に触れるときやご家族への配慮

- ☑ 利用者さん、ご家族と話すとき、その話の内容や状況に応じて、話す相手や場所には配慮が必要です。

＊利用者さんに余命が知らされていない場合、別の場所で「これから予測される症状」や「残された時間」「呼吸停止確認後の対応」などを話します。

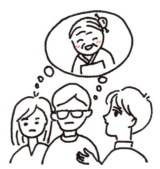

- ☑ 家族の受け止め、理解、心情を確認しながら話を進めましょう。
- ☑ 家族の状況も聴き、ねぎらいながら、話をします。

＊例）「ちゃんとご飯を食べていますか？　眠れていますか？」など。

緊張や不安のその先に……

　訪問看護を始めて間もない看護師にとって、人生の最終段階にある利用者さん、ご家族へのかかわりは、緊張や不安を感じる場面でしょう。訪問看護を長年やっていても、個々のケースはさまざまで、思い悩むこともあります。
　訪問しながら不安に思ったこと、自分一人では十分にかかわれなかったと思うことは、職場で先輩たちにも相談し、助言を得ましょう。そして、支援が終わったときにも、デスカンファレンスなどで振り返る機会を設けるとよいでしょう。
　こうした経験により私たちは、家族看護や死生観など多くの学びを得られ、看護師としてだけでなく人間的にも成長できるのです。

ベテランの一言

Good 慢性閉塞性肺疾患で在宅酸素療法を受けていたVさん。急性増悪で入院するたびに、療養型病院で余生を過ごすよう勧められていた。
Vさんは重度の認知症である妻を心配し、「絶対入院はしない！ 最期まで女房と家にいる」と頑なに言い、自宅に戻った。訪問看護に加え訪問診療、訪問介護、包括支援センターが介入し、民生委員や近隣住民で見守る体制を整えた。
呼吸状態が悪化し、生活全般に支障を来すようになったある朝、訪問したヘルパーが居室のベッドで安らかな表情で息絶えている状態を発見した。連絡を受けた訪問看護師が主治医へ報告し、Vさんは家で死亡確認された。
❶利用者の強い意思を支援者が共有していたため、望みをかなえることができた事例です。人生の最期をどこで過ごしたいのか、利用者さんの意志を大切にしましょう。

22. 人生の最終段階にある方や家族とのかかわり

こんなこともありました

事例1 がん末期のWさんには夫の希望で余命は伏せられていた。訪問のたびに衰弱が進むなか、看護師は、あえて利用者さんに話しかけることはせず、手のマッサージを丁寧に行った。「もう病院には行きたくない」とWさんは思いを口にした。「病院には行きたくないのですね？」と復唱したところ、しばらくして「家で死にたい」という言葉があった。

最期は病院に入院するという方針が決まっていたが、この日をきっかけに「家で死にたい」という本人の意向を尊重することになり、在宅での看取りとなった。

事例2 山間部で妻と二人で暮らすXさん。訪問当初から「この家で最期を迎えたい」と言っていた。

息苦しく、痰がらみが強くなり、看護師が緊急訪問すると、脈が弱く、数日内に亡くなると予測された。妻は、吸引が必要な状況に動揺していた。

Xさんに「苦しそうですが、病院に行きましょうか」と聞くと、「お母さんがそうしてほしいなら行ってもいいよ」と答えた。妻が「本当はどうしたいの？」と聞くと「ここにいたい」と答えたため、自宅で一緒に過ごし、翌朝早く、妻に見守られて息を引き取った。

人生の最終段階にある方やご家族へのかかわりは、たいへん繊細です。「病名は告知されているが、余命は知らされていない」「利用者さんとご家族の気持ちにずれがある」「最期をどこでどう過ごしたいかを考えていない、または考えるまでに至っていない」「縁起でもないと思って、話し合えていない」など、状況もさまざまです。

　そのなかで、私たち訪問看護師には利用者さんが想いを表出できるようなかかわり、そして、ご家族も気持ちを整理できるような働きかけ、揺れ動く気持ちや不安に寄り添うなどの支援が求められます。

　利用者さんやご家族と話し合いをする際には、アドバンス・ケア・プランニング（ACP）という考えかたもありますので、参考にしてみてください（次ページ）。

　人生の最終段階の過ごしかたは人それぞれであり、正解や手本となるようなものはありません。看護師は、気持ちを真摯に受け止めながら、利用者・家族が意思決定をできるようにサポートします。利用者・家族が選択した最期の時間を、少しでも穏やかに過ごせるように、ケアチームで支援をします。

この事例、どう思いますか？

　人生の最終段階にある肺がんのYさん。ADLが低下し、食欲不振、褥瘡もでき始めていた。うなぎが好きで、毎日少しずつでも食べていたら床ずれは治り、少し活力を取り戻した。

　「行きつけのバーに行ってみたいな」と言っていて、ある日、「行ってきたよ。1杯だけ飲んできたんだ」とうれしそうに話してくれた。

　飲酒が体に与える影響、人生の最終段階にある人の願い、看護師として飲酒を肯定することへの倫理観など、さまざまな視点で考える必要があります。

　あなたならYさんに何と声をかけますか？　それはどうしてですか？

22. 人生の最終段階にある方や家族とのかかわり

もしものときのために
人生の終わりまで、あなたは、どのように、過ごしたいですか？

～自らが望む、人生の最終段階の医療・ケアについて話し合ってみませんか～

誰でも、いつでも、命に関わる大きな病気やケガをする可能性があります。

命の危険が迫った状態になると、約70％の方が、医療やケアなどを自分で決めたり望みを人に伝えたりすることが、できなくなると言われています。

自らが希望する医療やケアを受けるために大切にしていることや望んでいること、どこでどのような医療やケアを望むかを自分自身で前もって考え、周囲の信頼する人たちと話し合い、共有することが重要です。

話し合いの進めかた（例）

- あなたが大切にしていることは何ですか？
- あなたが信頼できる人は誰ですか？
- 信頼できる人や医療・ケアチームと話し合いましたか？
- 話し合いの結果を大切な人たちに伝えて共有しましたか？

心身の状態に応じて意思は変化することがあるため何度でも繰り返し考え、話し合いましょう

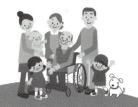

もしものときのために、あなたが望む医療やケアについて、前もって考え、繰り返し話し合い共有する取組を「アドバンス・ケア・プランニング（ACP）」と呼びます。あなたの心身の状態に応じて、かかりつけ医等からあなたや家族等へ適切な情報の提供と説明がなされることが重要です。

このような取組は、個人の主体的な行いによって考え、進めるものです。知りたくない、考えたくない方への十分な配慮が必要です。

 詳しくは、厚生労働省のホームページをご覧ください。
http://www.mhlw.go.jp/stf/seisakunitsuite/bunya/kenkou_iryou/iryou/saisyu_iryou/index.html

厚生労働省 HP．「自らが望む人生の最終段階における医療・ケア」より、ACP 普及・啓発リーフレット（PDF）
https://www.mhlw.go.jp/stf/seisakunitsuite/bunya/kenkou_iryou/iryou/saisyu_iryou/index.html

23. 亡くなられた利用者家族へのかかわり

　死別後のご家族は、深い悲しみの中にいます。また、介護していた人が亡くなったことで、ポッカリと穴が開いたような寂しさを抱えています。訪問看護師は生前に療養を支えた同志として、その家族のつらい気持ちのよき理解者となるでしょう。

グリーフケアとしてお悔やみのために訪問する時は

- ☑ 法要や事務的処理など家族は多忙なため、訪問の日時は配慮する必要があります。おおむね死亡後10日過ぎから納骨の時期を目安にしましょう。
- ☑ 心を落ち着けて、神妙な面持ちでうかがいます。
- ☑ 傾聴の姿勢で、ご家族に悲しい気持ちなどを話してもらえるよう、いたわりの言葉がけ、また穏やかな雰囲気を心がけましょう。
- ☑ ご家族の体調に配慮した言葉がけをしましょう。

＊例）「その後、お体の調子は変わりありませんか？」

- ☑ 抑鬱状態など心配な様子があれば、日を改めて連絡をするなどのフォローを続けます。
- ☑ 悲嘆によって不眠や食欲不振など、日常生活に支障が生じている場合は、医療機関などへの相談を勧めましょう。
- ☑ ご家族が大きな声で笑ったとしても、その裏側に悲しみを抱いていることがあるため、看護師が大きな声で話したり、笑うことは避けましょう。
- ☑ ご家族と看護師の受け止めかたは異なっている可能性があります。不用意な言葉がけでさらに傷つけないようにしましょう。

＊例）「大往生でしたね」と看護師が言ったとしても、ご家族はそうは思っていないこともあります。

- ☑ 法事やお悔やみの訪問を経験したことのない人は、基本的なマナーを先輩に教えてもらっておくとよいでしょう。

お悔やみの際のマナーは

- ☑ ご遺族への声のかけかたの例。
  「このたびはご愁傷さまでした」
  「このたびはお悪うございました」
  「大変でしたね」
- ☑ 祭壇や仏壇には背を向けないようにします。
- ☑ 線香はライターなどで直接点火せず、ろうそくから火をつけます。
- ☑ 線香やろうそくの火は手であおいで消します。吹き消すのはタブーです。
- ☑ 宗教や宗派により違いがあるので、配慮が必要です。経験のない作法については、ご家族に教えていただきましょう。

あなたの施設の決まりごとをチェック！（記入しましょう）
（グリーフケアとしての訪問や通夜告別式への参列、服装などについては事業所によって異なります。確認しておきましょう。）

- ☐ お悔やみ訪問に行くか。そのタイミングは？
- ☐ 服装は？
- ☐ お供えものは？
- ☐
- ☐
- ☐
- ☐

23. 亡くなられた利用者家族へのかかわり

episode　「あーちゃん、これからもいっしょだね!!」　谷口弥生

　あーちゃんは染色体異常で、1歳の誕生日は迎えられないと言われていました。家でお兄ちゃんたちと一緒に過ごさせてあげたいと考えた両親は、在宅療養を選択しました。医師からは、表情が出たり、音を聞いたりすることは難しく、順調な成長発達は望める状況ではないとも言われていました。

　しかし、家ではお兄ちゃんたちの体当たりの愛情を受けて、表情が出るようになり、経管栄養に加え、離乳食がほんの少し摂取できるようになりました。「あーちゃん、ただいま〜」「あーちゃん、今ね〜」と言いながら、いつもあーちゃんにタッチングするお兄ちゃんたちの姿は、家族だけでなくかかわらせてもらう私たちの気持ちもほっこりとさせていました。2分の1お誕生日、1歳のお誕生日を祝うこともできました。

　入退院を繰り返すなか、状態が悪化し、今日明日の命かもしれないとわかったとき、両親は「最期は家で迎えさせてあげたい」と考えました。奇跡を願いながらも、その日最期を迎えるであろうと覚悟しての退院となりました。最期になるなら、あーちゃんの一番好きなお風呂に入れてあげたいと家族みんなでお風呂に入ることにし、あーちゃんも穏やかな表情で入ることができました。その後、家族に見守られながら亡くなりました。エンゼルケアも、家族みんなであーちゃんの今までを思い起こしながら行いました。お兄ちゃんの「あーちゃんはここにいるよ」との言葉に、あーちゃんはこれからも家族の心の中にいるのだなと感じました。

　短い命ではありましたが、あーちゃんは家族のなかで温かく育ち、家族の一員としての役割を果たしていたように思います。家族の愛情があーちゃんの思いがけない成長につながり、お兄ちゃんたちの成長にも大きく影響を与えたと感じます。

　在宅療養だからこそ、みんなでお風呂に入ったり、庭に出てお兄ちゃんたちの遊ぶ姿を見ることができたり、さらには遠出もできました。家族の一員として当たり前のように一緒にいられ、病気があってもみんなが自然に接することができたのだと思いました。

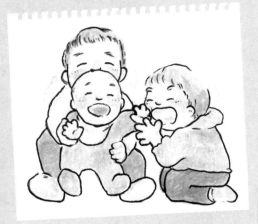

あなたが作るコーナー

　ご自身の訪問看護を振り返って日ごろ大切にしていることや、利用者さん・ご家族との印象的な思い出、今の悩みや思いを記入したり、これから始める方はどんな訪問看護師を目指したいかを自由に記入したりしてみてください。

おわりに

　訪問看護ならではのマナーや心遣いについて、私たちが経験してきた場面を思い起こし、対応方法をまとめてみました。訪問看護の現場で「この対応で良かったのかな」と感じたとき、ぜひ参考にしてくださることを願っています。

　そして、実際に戸惑ったことや困ったことは身近な仲間で話しあい、振り返りながら、訪問看護師として共に成長していきましょう。

しずおか訪問看護認定看護師の会

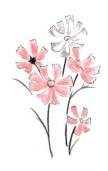

❋ 執筆者一覧

しずおか訪問看護認定看護師の会 (以下、五十音順)

赤堀奈緒子　公益社団法人　静岡県看護協会　訪問看護ステーション掛川　所長

訪問看護が大好きです。利用者さん、ご家族との泣き笑い、スタッフや仲間との毎日が私を育ててくれました。そんな仲間がもっと増えればと願っています。この本で、戸惑いながら訪問看護を実践している皆さんを応援できれば幸いです。

浅沼起世枝　医療法人社団真養会　訪問看護ステーションぬまづ　主任

利用者さんの『自分らしく生きたい』を支えられた時、やりがいを感じます。長年温めてきた訪問看護への思いをこうして皆さんの元にお届けできることを嬉しく思います。この本が皆さんの愛読書となりますように。

石神　泉　静岡赤十字病院　医療社会事業部　しずおか日赤訪問看護ステーション　所長

この本は、「こんな時どうしてる？」と現場でのささやかな疑問の投げかけがきっかけでした。訪問看護にやりがいを感じるメンバーとの笑いの絶えない作成過程は、伝えたい事が次々と湧いて出てくる時間になりました。訪問看護も仲間も最高！

風間祐子　公益社団法人　静岡県看護協会　訪問看護ステーション清水

訪問看護の魅力の一つは、経験を重ねても新たな気づきがあることです。訪問看護師になって10年余り、昔は見えてなかったことが分かるようになったと気づきました。いつまでも成長できるって嬉しいものです。

谷口弥生　浜松市立看護専門学校　看護教員（在宅）

訪問看護は対象者が培ってきた人生史や価値信念を尊重し、地域で暮らす生活者として捉えて、その人の生きる力を支援しています。大切な時間に関わらせて頂き感謝すると共に自身の看護観や人生観も育ませてもらっています。

長瀬由美　公益社団法人　静岡県看護協会　訪問看護ステーションいわた　所長

看護で迷ったり悩んだことが、関わりやマナーを大切にしようと気づき、人としての成長につながると感じました。利用者さんを取り巻くすべての方々が幸せな関係を築けるように、これからも訪問看護がんばります。

日吉利枝

訪問看護に就き、人として出会い、人として向き合い、人として学ぶ姿勢を忘れないように心がけるようになりました。暮らしの中での看護の展開には苦難もありますが、充実感もまた大きいものです。

星ともこ　社会福祉法人　静岡市社会福祉協議会　訪問看護ステーションしずおか　所長

利用者さんやご家族にとって、私達の振る舞いや声のかけ方、かけられた言葉が、大きく影響する事を実感しています。人生最終章の陰の演出家のような関わりもあります。看護師自身の人間力や感性を高めていきたいものですね！

松下知子　市立御前崎総合病院　地域連携室長・看護師長

訪問看護は、自分の看護力により関わった人々の人生が変わる。そこが魅力です。訪問看護での出会いを大切に、満足していただける看護を提供したいと思います。

村松幸代　公益社団法人　静岡県看護協会　訪問看護ステーション掛川　主任

全くの他人が、ある日から急に深く関わり始める訪問看護。相手の気持ちに寄り添い、一緒に歩むことが大切です。時にはつまずくこともありますが、自分を振り返ることを忘れず、経験を積み重ねていければと思います。

和田都子　森町訪問看護ステーション　副師長

その人らしい暮らし、生き方を支援する中で「生きること」の意味を考え、悩むことも多い訪問看護。利用者さん、ご家族、仲間との出会いや実践は宝物です。経験知を盛り込んだこの本がみなさんのお助けになりますように。

● イラスト

本文イラスト　浅沼起世枝

表紙・エピソードイラスト　保﨑一乃

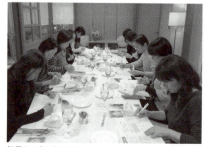

毎月のように皆で集まってコツコツと作ってきました！

● 表紙・エピソードイラストのご紹介

じっちゃん　いってきます

　ある春の日の午後　Hさんがご自宅に帰るための退院前カンファレンスが開かれ、残された時間は1カ月が難しいでしょうと説明を受けました。ご長男のお嫁さんは「お義父さんをもう一度笑わせてあげたい、お義母さんが生きていた頃のような笑顔がみたいから」と語り、介護休暇をとり、Hさんの在宅療養生活がスタートしました。

　Hさんは大きなミカン農家で、ご長男夫婦、お孫さんたち、そして愛犬と暮らしていました。台所の隣の部屋を寝室とし、ご家族のいつもの朝の忙しさを耳にして1日は始まります。毎朝専門学校に通うお孫さんは「じっちゃん、いってきます」のあいさつの絵を描きます。Hさんから感想をもらうまで声をかけ、時には「可愛い？どう？」と何度も聞き、通学するバスの時間ギリギリまで祖父との時間を楽しみます。その絵は点滴台にかけられて、その日のお守りにもなりました。さらに訪れる入浴サービスのスタッフ、訪問診療の医師や看護師、訪問看護師たちの目に留まり、その温かく癒される絵に、みんなが励まされました。Hさんは、一時は玄関先で愛犬とふれあい、庭の散策もできるまでになり、お孫さんの絵に囲まれながら毎日を過ごしました。そしてミカンが実る頃、最期の日まで、家族との温かな5カ月間の療養生活を送ることができました。

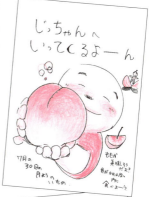

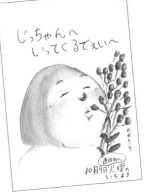

　その後、ご家族は振り返り、「痛がる表情ではなく、笑顔の表情が浮かぶね」と介護をやり切った思いを語っています。毎日絵を描いていたお孫さん（保崎一乃さん）に、看護師たちが経験したエピソードに合わせたイラストと表紙のイラストをお願いしました。

不安(ふあん)がふきとぶ！　訪問看護(ほうもんかんご)の知恵袋(ちえぶくろ)
―ベテランナースが教(おし)える　信頼(しんらい)される
「心遣(こころづか)い・マナー・コミュニケーション」

2019年3月15日発行　第1版第1刷©

編　著　しずおか訪問看護(ほうもんかんごにんていかんごし)認定看護師の会(かい)
発行者　長谷川　素美
発行所　株式会社メディカ出版
　　　　〒532-8588
　　　　大阪市淀川区宮原3-4-30
　　　　ニッセイ新大阪ビル16F
　　　　https://www.medica.co.jp/

編集担当　栗本安津子／利根川知恵／二畠令子
装　　幀　クニメディア株式会社
印刷・製本　株式会社シナノ パブリッシング プレス

本書の複製権・翻訳権・翻案権・上映権・譲渡権・公衆送信権
（送信可能化権を含む）は、（株）メディカ出版が保有します。

ISBN978-4-8404-6856-5　　Printed and bound in Japan

当社出版物に関する各種お問い合わせ先（受付時間：平日9：00～17：00）
●編集内容については、編集局 06-6398-5048
●ご注文・不良品（乱丁・落丁）については、お客様センター 0120-276-591
●付属の CD-ROM、DVD、ダウンロードの動作不具合などについては、
　デジタル助っ人サービス 0120-276-592